コロナとWHO

感染症対策の「司令塔」は機能したか

笹沢教一

Sasazawa Kyoichi

a pilot of wisdom

目次

第二章　国際緊急事態（ＰＨＥＩＣ）の影響

図版作成／ＭＯＴＨＥＲ

はじめに

本書は、世界保健機関（WHO）を中心とする国際保健体制が、今回の「新型コロナウイルス感染症（COVID-19）」のパンデミック（世界的な大流行）にどう対処したか、それらがどう報じられていたかについて各種記録に基づいて検証し、その背景や課題について考察したものである。

筆者は、WHOが本部を置くスイス・ジュネーブの特派員として、現在のテドロス・アダノム事務局長の就任時や、第四章で詳しく触れる台湾の世界保健総会（WHA）へのオブザーバー参加をめぐる問題などの報道に携わった。帰国後も自身が担当してきたWHOなどの国連機関や、これらに関連する地球規模課題についての記事を書いてきた。新型コロナの流行が始まってからは、部の垣根を越えた新型コロナ取材班のデスクや全社的な報道記録の編集も担当した。その意味で、WHOとコロナの報道に関する多様な現場を経験してきた。

そもそもWHOのあるジュネーブに駐在する日本人の特派員は非常に少ない。第七章で触れるが、さまざまな理由で時代とともにその数が減り、筆者の在勤時でさえ、駐在の特派員を置いている日本の報道機関は全国紙、経済紙、通信社の各1社ずつだった。

しかも筆者は、特派員の世界ではきわめてまれな科学記者の出身で、科学部時代にも、ワシントン特派員だった時にも、感染症や国際保健の取材を手がけた経験があった。こうした経験を持つ記者が欧州でも特派員を務める機会はめったになく、現地発で米疾病対策センター（CDC）とWHOの両方の記事を書いたことがある日本人記者は希少種レベルの存在だ。

多数派メディアが伝えないこと

コロナに関しては今なお膨大な量の報道があり、テレビのワイドショーの主要話題でもあり続け、関連書籍も多数出ている。だが、本書の内容はそれらの多くとかなり傾向が違っている。

これは、日々流れる情報の多数派に追従したものではなく、希少種なりの心当たりもあって、メディアの表層には浮かび上がってこないが、確実に動いているであろう国際保健の各種制度に注目したものだからだ。

現時点で、WHOのコロナ対応に対する総括的な評価を下すことは困難だ。あくまでも2021年中盤までの途中経過に過ぎないが、この1年余りこそ、国際保健体制が初動からどう機能し、効果を発揮できたかどうかを知るうえでは最も重要な期間である。

第一章では、後世において今回のパンデミックを振り返る時、最も重要な起点となる中国湖北省武漢市でのクラスター（感染集団）発生をめぐる初動について、日付だけでなく時分単位で事実関係を検証した。ＷＨＯ本部や地域事務局、米国、中国などが作成した時系列記録（タイムライン）、公文書、記者会見、当時のリアルタイムの報道――など参照可能な情報を広範囲に収集し、さらにＷＨＯなどの当局者に対しても、公式、非公式の確認取材をした。

本書作成のため、中国、ジュネーブ、米国、日本など世界的に同時進行で動く事象を２０２０年の年初から記録し、今は削除されて入手が困難になったものまで含めて検証した。ウェブ上の発表は削除や修正の可能性があるので、閲覧時に一つ一つｐｄｆ化して保存したうえで検証に用いた。こういう方法を取ったのは、ややこしい事態が起きると、後付けでつじつま合わせや都合のいい解釈をされることが往々にしてありうるからだ。後になって、「過去の重要な事実が判明した」ということもあるにはあるが、「では、なぜ最初からそう言わなかったのか」と疑問もわく。よくある話だ。そこで、ＷＨＯなどのタイムラインについても、発表日順に示し、その変化を指摘するようにした。

以降、第五章までは、ほぼ時系列的に節目ごとのトピックをまとめた。各章・各項の内容や事実関係、数字などは基本的に、そこで記述している出来事があった時点でのものである。

第二章では、初動に次ぐ大きな節目である「国際的に懸念される公衆衛生上の緊急事態（ＰＨＥＩＣ）」をめぐる経過について、第三章では、その次の展開となる「パンデミック」の判断をめぐる経過について、それぞれ過去の経緯や背景事情も含めて取り上げた。

第四章では、第一～三章の流れを受けて開催された世界保健総会と台湾のオブザーバー参加をめぐる問題を、第五章では、ワクチンを軸とする国際枠組みの取り組みと「ワクチン・ナショナリズム」という言葉に代表される大国の思惑をそれぞれ取り上げた。

第六章は、第一章の内容とつながるネット利用の早期警戒システム（早期警戒網）と関連論文の即時公開という、他メディアではほとんど扱われたことがないが、コロナ対応できわめて重要な役割を果たした新しい潮流について紹介している。

新聞記事では、欧文の頭字語はＷＨＯやＮＡＳＡのように定着したものを除き、基本的に使わないが、本書では原文の検索や参照のためにも、邦訳だけでなく頭字語と原語の綴《つづ》りを付けるようにした。こう判断するに至った理由についても第六章で触れている。

「スペイン風邪」からは学べない

コロナ禍で、疫病関連の歴史書がブームになった。確かに私たちは、ペストやスペイン風邪の名前は知っていても当時の詳しい状況には疎い。当時の様子は現在の教訓となる部分も多く、興味深かったのだろう。

だが、国際保健はむしろ、スペイン風邪後の100年間にさまざまな改革を経験してきた。第七章で触れる、国際衛生規則（ISR）から国際保健規則（IHR）への改称や、本書の主題であるWHOなどの保健専門機関の設置がまさにそうである。

特に今世紀に入ってからの「保健安全保障」や「国際的に懸念される公衆衛生上の緊急事態」の概念の導入は、国際保健のあり方を大きく変えた。ペストやスペイン風邪を振り返っても意味がないとは言わないが、近年のこうした変化こそ、今を生きる私たちに最も必要な情報なのである。残念ながら、コロナ禍をめぐる一連の報道や日本政府の対応の中で、現行の国際保健制度に言及する機会は非常に少ない。この理由についても第七章で考察している。

何かと批判されることの多いテドロス・アダノム事務局長の人物像、人物評については第八章で取り上げた。このあたりは就任時のジュネーブ界隈《かいわい》の空気を知らないと、伝えられない要素が多い。批判はしているが、個人攻撃にならないよう、メディア報道によるものでも風評や臆測の引用は避け、記者会見や演説の議事録、取材時の録音起こしなど参照と検証が可能な情報に基づいて公平に書くことを心がけた。

終章では、もう少し視野を広げ、国際情勢や地球規模課題との関わりで国際保健とコロナ・パンデミックを論じた。

本書が、世界史の1ページとなるであろう今回のパンデミックとそれに対する国際保健対応の史料として、また、さまざまな意味での現場でそれらを目撃し記録し続けた希少種ジャーナリストの証言として、何かの役に立つことがあれば、筆者としてはこの上ない幸せである。

主な英略語リスト

邦訳は、厚生労働省の文書、WHOの日本拠点による仮訳、メディアで汎用される表現を勘案した

ACT-A	Access to COVID-19 Tools (ACT) Accelerator	ACTアクセラレーター
CEPI	Coalition for Epidemic Preparedness Innovations	感染症流行対策イノベーション連合
COVAX	COVID-19 Vaccines Global Access	
EBS	Event-based Surveillance	事象に基づく公衆衛生監視
EIOS	Epidemic Intelligence from Open Sources	オープンソースからの流行病インテリジェンス
GAVI	Global Alliance for Vaccines and Immunization	ワクチンと予防接種のための世界同盟*
GOARN	Global Outbreak Alert and Response Network	地球規模感染症に対する警戒と対応ネットワーク
GPHIN	Global Public Health Intelligence Network	地球規模公衆衛生インテリジェンスネットワーク
GPMB	Global Preparedness Monitoring Board	世界保健危機監視委員会
HOLN (LNHO)	Health Organization of the League of Nations (League of Nations Health Organization)	国際連盟保健機関
IBS	Indicator-based Surveillance	指標に基づく公衆衛生監視
IHR	International Health Regulations	国際保健規則
IOAC	Independent Oversight and Advisory Committee for the WHO Health Emergencies Programme	WHO緊急保健プログラム独立監視諮問委員会
IPPPR (IPPR)	Independent Panel for Pandemic Preparedness and Response	パンデミック準備対応独立パネル**
ISB	International Sanitary Bureau	国際衛生局
ISC	International Sanitary Convention	国際衛生条約
ISR	International Sanitary Regulations	国際衛生規則
MERS	Middle East Respiratory Syndrome	中東呼吸器症候群
OIHP	Office International d'Hygiène Publique	国際公衆衛生事務局
PAHO	Pan American Health Organization	汎米保健機構
PHEIC	Public Health Emergency of International Concern	国際的に懸念される公衆衛生上の緊急事態
PPE	Personal Protective Equipment	個人用防護具
ProMED	Program for Monitoring Emerging Diseases	新興感染症監視プログラム
SARS	Severe Acute Respiratory Syndrome	重症急性呼吸器症候群
SHOC	Strategic Health Operations Centre	戦略保健指揮センター
UNRRA	United Nations Relief and Rehabilitation Administration	連合国救済復興機関
WHA	World Health Assembly	世界保健総会
WHE	WHO Health Emergencies Programme	WHO緊急保健プログラム
WHO	World Health Organization	世界保健機関
WPRO	Regional Office for the Western Pacific (WHO)	西太平洋地域事務局

*現在は特定の訳語を付けずに「Gaviアライアンス」と呼ばれる

**独立パネルの対外的な英略称は、2020年7月の設置時点にはIPPRだったが、21年現在はIndependent Panel for Pandemic Preparedness and Responseのすべての単語から頭文字を拾ったIPPPRが広く使われている

第一章　２０１９年12月31日に何が起きたか

第一報は「中国で原因不明肺炎」

２０２０年１月１日付読売新聞朝刊の国際面（最終版を除く）には、「中国で原因不明肺炎」という見出しの北京発の短信記事が掲載されている。湖北省武漢市の医療機関で原因不明の肺炎患者が相次いで確認されたことを伝える「新型コロナウイルス感染症」流行に関する第一報である。

私は年末年始の休み期間にもかかわらず、偶然にも、この紙面を作製した19年の大晦日《おおみそか》の夕方にまったく別の用件で出社しており、当時、私の仕事机があった国際部の片隅で紙面繰りの様子を見ていた。

この日、保釈中の日産自動車前会長カルロス・ゴーン被告が中東レバノンに出国したことが明らかになり、編集局は騒然としていた。その後のコロナ禍が圧倒的な印象を持つために、はるか昔の出来事のように感じるが、例年になく落ち着かない大晦日になってしまった。穏やかな年の瀬を描写した記事が載るような通常の年末と異なり、紙面は一面から社会面までハードなニュースであふれかえった。

それが直接の理由かはわからないが、わざわざ会社に出向き、満を持して臨んだ私の独自ネタの記事は早々に掲載見送りが決まった。歴史的なパンデミックの原点を記す北京特派員からの貴重な第一報も、版を追って増えるゴーン関連記事のしわ寄せを受けて国際面が混みあい、最終版からこぼれおちてしまった。ニュースとは時に非情で予想のつかないものだ。何が正しいニュース判断だったかなど結果論でしかない。

実は、新型コロナの第一報は、現地である中国のメディアはもとより、海外の主要通信社もみな、この31日に発信している。同時に、WHOを頂点とする国際保健体制も動き出した。コロナに対する国際社会の反応はこの日に始まったと言っていい。日本が「寝耳に水」のゴーン被告の不法出国に揺れているさなか、それを上回る世界史的事件が始まっていたのである。

私たちが直面してきたコロナとの闘いは、戦争や災害にたとえられることがあるが、どちらとも違う。強いて言えば、災害には近いかも知れない。少なくとも戦争ではない。トランプ米大統領（当時）も習近平《シージンピン》中国国家主席も「コロナとの闘い」を戦争にたとえた。が、戦争とは、自国や同盟国とそうでない側を区別し、一方の側だけに支援や情報共有を行う性質のものだ。戦争ととらえ、それを前提とした行動を取る国が出ると、「世界のすべての人々」に「公平」に提供されるはずの国際保健の原則が崩れてしまう。たとえとしては不適切で誤ったメッセージの発信ともなる。

いずれにせよ、戦争や災害と何より違うのは、まさに、ここで書いてきた第一報、初期段階の様相である。自分が経験した中で言えば、２００３年3月20日のイラク戦争開戦も、２０１1年3月11日の東日本大震災もその日に号外が出て、テレビは特別編成で臨時ニュースを流し続けた。私のような報道の現場にいた者でなくても、その日のことははっきりと覚えているのではないだろうか。

だが、今回はそうではなかった。紙面に載るかどうかという当落線上の小さなベタ記事から始まり、感染の拡大に伴って扱いが大きくなってゆき、やがて複数の関連記事が連日の一面を埋め尽くすようになった。今はこれだけ私たちの日常を占拠しているというのに、初報が載ったり載らなかったりで多くの人にとって始まりが思い出せないのである。

海外で新興または再興の感染症の集団感染が起きたというニュースはそう珍しいことではない。扱いも大きくはならない。そういう中にパンデミックの萌芽《ほうが》が潜んでいることがあっても最初は区別できない。そして、誰もがたいして気にもかけないうちに広がり、いつの間にか最大の厄介事の地位に居座ってしまう。まるで情報化社会、あるいは現代文明自体が感染してしまったかのようだ。戦争や災害のような〝外傷〟との違いである。

国際保健の世界では、感染症の流行など私たちの健康や生命に影響を及ぼす事象を「公衆衛生上の緊急事態」と呼んでいる。

特に、国を超えて広がり、世界的な脅威に発展するような事態については、この分野で唯一の国際法である「国際保健規則（ＩＨＲ）」が「国際的に懸念される公衆衛生上の緊急事態(Public Health Emergency of International Concern　ＰＨＥＩＣ《フェイク》)」を規定している。ＷＨＯがこれを宣言すると、加盟各国にさまざまな措置を勧告することができる。新型コロナも20年1月30日にＰＨＥＩＣが宣言された。

ＰＨＥＩＣは、前例はないものの、感染症以外でも大規模な衛生環境の悪化や深刻な汚染など幅広い対象に対して宣言できるものと考えられる。

現代は、人口増や環境破壊、気候変動などによって、未踏の自然界と人類の文明が接触して新興感染症がもたらされたり、極端気象に伴う水害などで流行病が蔓延《まんえん》しやすくなったりと、ＰＨＥＩＣが起きやすい状況にある。

ＷＨＯのテドロス・アダノム事務局長やオーストラリアのスコット・モリソン首相は今回のパンデミックを「１００年に一度（once-in-a-century, once in a hundred year）」の危機と呼んだ。[*1] だからといって、次の大規模パンデミックの到来はしばらく先になるかと言えばそうではない。これは確率や程度のたとえであって周期性の話ではない。

むしろ前述の諸要因によって、今世紀中は、歴史上めったにない規模のパンデミックやＰＨＥＩＣが頻発する可能性さえある。今回よりも感染力や致死性の強い病原体はすでにあるし、さらに強力な病原体が出現するかも知れない。

今回の初動対応をめぐっては中国の情報隠しや通報遅れも指摘された。事態が顕在化しないまま情報が隠蔽され続けたら、気づかないうちに感染が自分の近くにまで広がっていたというような事態もありうる。ウイルスなどの病原体は目に見えないほど小さい。一時的にせよ、隠そうとすれば隠せてしまうし、当局の怠慢で事態の深刻さに気づかないまま放置されることだってあるかも知れない。ＰＨＥＩＣと呼ばれる事象にはそういう怖さもある。

次の波、次のＰＨＥＩＣに備えるには、今回のパンデミックから多くの教訓を学び取り、対応策を組み立て直さなければならない。そのためには原点に立ち返り、当時十分に報道されなかった初動の詳細と経緯を明らかにする必要がある。

それでは、歴史的パンデミックの始まりに際し、ＷＨＯを頂点とする国際保健体制はどう反応し、それはどのように報じられたのか。次項からは初動に関する時系列をたどりながら、これらについて検証したい。

最初の記事を捕捉

２０１９年12月31日――。世界視点で見た新型コロナウイルス感染症（ＣＯＶＩＤ‐19）パンデミックの起点はこの日である。ＷＨＯのウェブサイトにはこう書いてある。[*2]

《２０１９年12月31日ＵＴＣ（協定世界時）午前3時18分、「オープンソースからの流行病インテリジェンス（Epidemic Intelligence from Open Sources　ＥＩＯＳ）」が武漢市（中国湖北省）で発生した肺炎クラスターに関する最初の記事（article）を捕捉した》

ＥＩＯＳは、現在のテドロス・アダノム事務局長体制が発足した17年からＷＨＯが運用する、公衆衛生上の緊急事態に関する早期警戒網である。パンデミックなど緊急事態の兆候を、ネット配信されるニュースやウェブ上の当局発表、専門系メーリングリストなど公式・非公式のさまざまなオープンソース（公開情報）の中から拾い出そうという新しい考えに基づいている。

後述するように、中国国内で大晦日を迎えるより前に原因不明の肺炎患者が複数出ていたことが、今ではわかっている。ただ、それは新型コロナの流行が顕在化した後で時系列をたどったものであり、当時リアルタイムで動き出した緊急事態対応の起点は12月31日ということになる。ＷＨＯはこの日を新型コロナ対応の「キー・アクション（鍵となる重要な行動）」の日と位置づけている。[*3]

ＥＩＯＳが監視している公衆衛生上の緊急事態というのは、先述のＩＨＲの２００５年の改訂で導入された。

ＩＨＲの対象は、それまでコレラ、ペスト、黄熱病に限定されていたが、重症急性呼吸器症候群（ＳＡＲＳ）や鳥インフルエンザの教訓から、新興感染症などの新たな脅威に対応するため、改訂時に規則の対象が「原因を問わず、ＰＨＥＩＣとなりうる、あらゆる事象」も含むように拡大された。

ＩＨＲは第6条で加盟国に対し、これらの兆候となる事象が自国領域内で発生した場合、「評価後24時間以内にＷＨＯへ通報し、その後も引き続き詳細な公衆衛生上の情報をＷＨＯへ通報する」と規定している。

「原因を問わない」「あらゆる」公衆衛生上の緊急事態と言われても、何のことやらわからないかも知れない。

ＷＨＯの「緊急対応枠組み」の手引書[*4]は、公衆衛生上の緊急事態につながる危険の例として、広義の伝染病、物質または微生物による食品汚染、製品・環境の化学汚染、放射性物質や有毒物質の放出——などを挙げている。ＩＨＲで明確に定義されてはいないが、一般的にイメージされる感染症だけがＰＨＥＩＣを判断する対象になるわけではない。この点については、後章で改めて議論したい。

いずれにせよ、こうしたボトムアップ型とも言える通報制度は当事国任せとなるため、当局が事実を隠蔽したり、意図するしないにかかわらず通知しなかったりということがありうる。隠しても、意図的に遅らせて時間稼ぎをしても、ＩＨＲはそれらに対する何の強制力も持たない。そこで、当事国の報告待ちにならないよう、ＷＨＯが能動的に緊急事態の兆候を取りに行くシステムとして整備されたのがＥＩＯＳである。新型コロナは、ＥＩＯＳの運用が始まって最初のパンデミックであった。

ところで、保健当局が用いるサーベイランス（監視調査）の手法はＩＢＳ（Indicator-based Surveillance）とＥＢＳ（Event-based Surveillance）に大別される。

ＩＢＳは、特定の症状や検査結果などの指標に基づく影響人数を伝えるという従来型の手法である。例えば私たちが日々接する、厚生労働省や東京都などによる「ＰＣＲ検査の結果、陽性者が〇〇人」という発生状況報告の形態はＩＢＳである。保健当局が感染を把握している様子としてイメージしやすく、わかりやすい。

これに対するのがＥＢＳだ。こちらは指標に基づく人数ではなく、事象に注目してサーベイランスを行う。作成されるデータは、時系列で事象を列挙した「タイムライン」のような形態を取る。ＥＩＯＳはまさにＥＢＳ型のシステムである。

中国はＩＨＲの義務を果たしたか

表1のように、年末の武漢では、謎の肺炎をめぐる政府と地元両当局の動きが急に慌ただしくなっていた。２０１９年12月30日午後には、関係者限定の当局の指示がネット上に流出した。こうした動きを受け、31日午前からは、独自ダネを売りにする非国営の中国メディアが報じ始

表1-1　新型コロナ WHOの初動対応と関連の動き(1)

2019年12月	8日	WHO、中国当局が公式に認めた「原因不明の肺炎」患者の最も早い発症日*1
	29日	武漢衛健委の専門家チーム、原因不明の肺炎の調査開始
	30日	中国標準時(CST)15:10 武漢衛健委が医療従事者向けに最初の「緊急通知」 CST15:22 最初の緊急通知がネットに流出 CST18:50 武漢衛健委が2度目の「緊急通知」 CST19:00 2度目の緊急通知がネットに流出
	31日	CST10:16 第一財経(電子版)が緊急通知について報じる CST10:29-11:03 新京報や21世紀経済報道の電子版が緊急通知の件を報道 CTS10:59- CCTVがSNS(微博)に投稿。一部メディアがSNS投稿で追随 協定世界時(UTC)03:18(CST11:18) WHO･EIOSが最初の記事を捕捉 UTC03:30(CST11:30) GPHINが最初の記事を捕捉 UTC04:59(CST12:59) ProMEDに第一財経などの記事の英訳が投稿される CST13:38 武漢衛健委の公式サイトに「情況通報」が掲載される CST13:53 北京のWHO国事務所が情況通報を閲覧、WPROに報告 時間不明 台湾、WHOに武漢の肺炎についてのメール送付
2020年1月	1日	WHO、IHRに基づく検証を中国に公式要請*2。事態管理チームを本部、地域事務局、国事務所の3階層に設置
	2日	WHO、中国に情報提供を改めて要請。GOARN経由で日本を含む世界の関連機関に武漢の肺炎クラスターについて通知
	3日	中国当局、武漢の肺炎クラスターについてWHOに情報提供
	4日	WHO、「武漢で肺炎クラスター、死者なし」とツイート。最初の発信
	5日	WHO、最初の疾病流行情報を発信。「中国の予備的情報によると、重大な人から人への感染の証拠および医療従事者への感染は報告されず」
	9日	7日に肺炎患者から新型コロナウイルスを検出し、謎の肺炎の原因と断定したと中国国営メディアが伝える。WHOもこの日声明発表

表1-2　新型コロナ WHOの初動対応と関連の動き(2)

2020年1月	12日	WHO、武漢での初の死亡例(9日)を受け、2回目の疾病流行情報。表題が「原因不明の肺炎」から「新型コロナウイルス」に変更される
	14日	WHO、中国外で初となるタイでの感染確認(13日)を受け、3回目の疾病流行情報。暫定ウイルス名2019-nCoVが文中に登場。WHOの記者会見で「人から人への感染は限定的」との見解
	16日	日本での感染確認(15日)などを伝えるWHOの4回目の疾病流行情報
	20日	鍾南山(ジョン・ナンシャン)氏が「人から人への感染は間違いない」と明言
	21日	WHO、新型コロナに関する最初の状況報告(Situation Report)発表
	22日	新型コロナがPHEIC宣言に相当するかを判断するWHO緊急委開催。23日まで延長したが、宣言見送り
	28日	WHOのテドロス事務局長らが北京で習国家主席らと会談
	30日	テドロス氏、新型コロナのPHEICを宣言

※第一章、第二章の内容に基づく。出典は各章の当該記述を参照されたい
＊1　公式の確定情報ではないが、11月17日説、12月1日説もある
＊2　要請は1月3日とする報告書（第四章参照）がある

めた。ＥＩＯＳのシステムが検出したのも、こうした報道の中でごく初期に流れたものだった。

31日午後になると、武漢市衛生健康委員会（以下、武漢衛健委）が武漢の肺炎に関する中国語の国内向け広報資料・情況通報を発表[＊5]した。この頃までには中国共産党機関誌・人民日報や中国中央テレビ（ＣＣＴＶ）などの国営メディアも報じだし、それを転電する形でロイターやＡＦＰ、ＢＢＣといった海外メディアも追随した。1月1日付読売新聞朝刊国際面の記事も、そうした中の一つだった。

当該記事は小さいが、最も初期の数少ないメディア対応の記録として非常に貴

重だ。そこには重要な情報が多く含まれている。

すでに27人の患者がいて、7人が「厳しい病状」であること。中国政府が専門家を現地に派遣し、状況の把握に乗り出したこと。同じく肺炎症状を呈するSARSか否かは「断定できない」――と当局者が言っていること――などだ。このパンデミックがどのように始まり、中国政府と武漢市当局がどういう初動をしていたかを知るうえで数少ない記録である。

先にも触れたように、往々にして物事というのは、時間が経《た》つと、つじつま合わせや都合のいい後付けの解釈が加わることが少なくない。だからこそ、後から振り返ったものではなく、リアルタイムの記録が重要なのだ。

気になるのは、表1に示した時系列には、これだけの緊迫感ある状況が起きながら、IHR第6条が加盟国に義務付けた24時間以内の「通報」を中国が12月中に行った形跡が見られないことだ。表1のソースの一つである中国国営新華社通信の4月6日発表のタイムライン[*6]（紀事）でも、WHOの文言が登場するのは1月3日が最初である。

「中国がWHOに通報」の報道

にもかかわらず、内外の報道には「2019年12月31日、中国はWHOに対し、湖北省武漢市で『原因不明の』肺炎のクラスター（感染者の集団）が確認されたと報告」[*7]、「12月31日　中国がＷＨＯに武漢市で原因不明の肺炎が発生していると通報」[*8]という記述も見られる。「中国が通報した」と書かないよう表現に慎重な新聞もあるが、検証記事の年表にこう書いてある例がかなりある。

これのソースに該当すると思われるのは、ＷＨＯが新型コロナに関して最初に発信した20年1月５日付の疾病流行情報など[*9]にある「12月31日、ＷＨＯ中国事務所に未知の肺炎症例についての情報が伝わった（was informed）」という記述くらいしかない。

だが、受動態で表記され、情報が伝わったのはＷＨＯ側であっても、どこの誰によって伝えられたかは明示されていない。該当箇所の表現も「informed」であって、ＩＨＲの条文にも明記された公的な通報を意味する「notified」や「(make a) notification」ではない。

紛らわしい表現ではあるが、それが中国以外に考えられないと思ったとしても勝手にそこを補うわけにはいかない。

報道の現場にいると、こういう場面によく出くわすのだが、あやふやな点は当局側に確認するのが基本だ。もしかすると、こうした表現を用いるメディアは「中国による通報」を何らかの形で確認したのかも知れないが、これだけ時間が経過し、検証や総括が行われるようになってもなお、そのような事実は、ＷＨＯも、中国政府も、米国やほかの国際機関も明らかにしていない。

「WHO…was informed」の一文が初登場する1月5日付疾病流行情報には、中国語ソースへのリンクが貼られているが、いずれもＷＨＯへの通報記録ではなく、武漢衛健委の公式サイトに掲載された12月31日付と1月3日付の情況通報だった。これについては後で詳しく触れるが、ここには肺炎の症例数などあくまで武漢の状況が中国語で書かれているだけで、ＩＨＲ第6条の通報についての言及はない。

つまり、5日付疾病流行情報の informed の一文は、中国から通報を受けたという趣旨ではなく、引用先（情況通報）のような情報をウェブ閲覧などで知ったという意味に過ぎないのだ。

しかも、本当に通報があったとすると、ＷＨＯのＥＩＯＳのサイトに明記された「ＵＴＣ12月31日午前3時18分」に「捕捉した（picked up）」という事実関係とも矛盾してしまう。こちらは、ＷＨＯ側のシステムが自発的、能動的に武漢の異変を検出したことになる。

これだけの状況証拠があると、オープンソース、公式記録に基づいて検証する立場の本書としては、ここまでの時点で、31日に中国がＷＨＯに通報した事実は確認できない、と言うしかない。

WHO本部当局者の証言

結局、2019年12月31日に何がどんなふうにWHOに「伝わった」のか、中国はこの日、WHOに対して何かしたのか。日本時間20年4月7日夜、WHOのタリク・ヤサレビチ報道官にこれらの点を確認した。

ジュネーブ駐在時にACANU（国連登録特派員協会）に加盟していたので、WHOの広報部門に対してはそれなりの面識があった。そうでなければ、個別の回答を引き出すのも容易ではなかったかも知れない。あえて取材日を記したのは、後述の台湾の「メール問題」などで12月31日をめぐる問題が顕在化する前であることを明示しておきたいからだ。

この時点では31日はさほどの焦点になっておらず、WHO側は、ここにあえて後付けの解釈やつじつま合わせを差し挟む必要性には迫られていなかった。4月7日はまた、WHOが公式タイムライン[*10]を初めてウェブサイトに公表する前日でもあった。

正確を期して英語のニュアンスを反映させるため、直訳調にするが、ヤサレビチ氏は「12月31日、EIOSは『武漢で（謎の肺炎の）症例が出ている』という複数のメディアリポートを検知した。私たちが北京のWHO国事務所を通じて中国側に『何が起きているのか』と尋ねたのは、このためだった。私たちは中国当局と話をし、1月1日付で緊急事態対応の枠組みに基づく事態管理チームを本部や地域事務局、国事務所の3階層で稼働させた」と述べた。

つまり、EIOSの検出を機に、WHOが北京の国事務所を通じて中国側に照会し、それに基づいて、事態管理チームを設置した——という時系列になる。

事態管理チームというのは、WHOの緊急対応枠組みの手引書によると、IHRに基づく手続きや、予算執行、サーベイランス、リスク・コミュニケーションなどの実働部隊である。本部と地域事務局には事態管理支援チーム（Incident Management Support Team　IMST）が、国事務所には事態管理チーム（Incident Management Team　IMT）がそれぞれ設置される。

事態が限定的であれば、地域事務局のIMST設置は必ずしも義務ではなく、逆に、3階層にこれらが設置されたというのは、一定以上の規模の事態だとWHO側が見なしたことを意味する。おおむね3階層でのチーム設置となると、一つの国事務所では対応しきれず、複数国にまたがるおそれがあるレベルの事態である。

いずれにせよ、12月31日から翌1月1日にかけてWHOが起こした一連の行動に、中国側からの「通報」に基づくものはなかった。これが20年4月7日時点でのWHO当局者の見解に基づく認識だ。ちなみにWHOが4月8日に発表した公式タイムラインは両日に関し、（1）12

月31日に中国が武漢の肺炎症例を公表し、後に新型コロナウイルスが同定されたこと、(2)1月1日にWHOが組織内の各階層にIMSTを設置したこと――を、ヤサレビチ氏の説明より少ない言葉で記載している。

トランプ書簡

12月31日について言及した公的な文書はいくつかある。それらは、通報をめぐる事実関係をどう扱っているのか。例えば、ドナルド・トランプ米大統領がテドロス氏に宛てた2020年5月18日付の書簡である。[*11]

これには「IHRは24時間以内に公衆衛生上の緊急事態のリスクを通報するよう規定しているのに、中国は12月31日までWHOに情報を伝えなかった(China did not inform…)」と、能動態の否定形で書いている。こう書くと、中国が31日には何かを伝えたようにも受け取れるが、31日にWHOが武漢のクラスターを覚知するまで、と解釈すれば矛盾はない。

この書簡は、トランプ政権による情報収集と独自分析に基づいて書かれている。オープンソースを中心にかなり詳しく調べているが、解釈の偏りや事実誤認というしかない要素もあって、別の見方もできることを念頭に読まないと誤解を生む。

書簡は「WHOは、英医学誌ランセットなどに、12月初旬かそれ以前から武漢で新型コロナの流行が始まっていたという報告があるのに、一貫してそれを無視した。中国当局の公式発表と真っ向から食い違うが、信頼できる情報について、独自に調べることができなかった」と批判した。これに対してランセットが翌19日付で緊急声明を公表した。その中で「事実としては不正確だ。本誌が最初に掲載した論文は1月24日付で、12月には何の報告もない」と反論している。意図してなのかわからないが、論点がずれている。

声明はさらに「(書簡は)このパンデミックを収束させるための国際協力を損なっている。国際的な対応の検証は、12月と1月に起こった事実の正確な報告に基づいてなされることが不可欠だ」とも主張した。後段は本書の立場・考え方とも一致し、理解できる。

ただ、細部の事実関係はともかく、総論的にはトランプ書簡の言い分にも当たっている面がある。この点は後項や第五章で改めて触れたい。

出典に記述がないのに

事実の裏付けがないにもかかわらず、通報があったかのように書く文書が中国側から出てきた。これが怖いところだ。

２０２０年2月21日付の中国疾病予防コントロールセンター（中国ＣＤＣ）週報（英文版）には、12月31日に、「ＷＨＯへの通報が行われた（a notification was made to the World Health Organization（WHO））」と明記されている。

通報に言及した箇所には4つの引用文献が示されているのだが、先述の武漢衛健委の12月31日付情況通報、1月12日付ＷＨＯ疾病流行情報、[*12]武漢での初期対応に関する論文２本で、情況通報に関しては先にも書いたとおりだ。ほかの文献のどれにも「31日に中国がＷＨＯに通報した」との記述は見当たらなかった。

社会への告知という一般的な意味での「通報」を使った情況通報という表題と、12日付疾病流行情報にもある、例のinformedが都合良く解釈されたのだろう。しかし、ＩＨＲ条文にも条項名にも使われているnotificationをそのまま使ってしまうとは。科学者は国際法には関心があまりなく、そうした法文上の表現には子細に気を配らなかったのかも知れないが、今度は週報を典拠に中国が通報したという情報が流布されてしまう。

もっと懐疑的な見方をすれば、記述がないのは承知のうえで、訳語の微妙な差異を利用しながら、少しずつ既成事実化を図っているのかも知れない。

さらにこの後、中国は20年5月9日付で、一連のトランプ氏からの批判などに反論する「米国の主張に対する真実性チェック（Reality Check of US Allegations Against China on COVID-19）」というサイトを開設し、この中でも、中国当局が12月31日に武漢の肺炎クラスターのことをWHO国事務所に「伝えた（informed）」と能動態で書いた。出典はない。WHO側の公式見解でこの事実関係を裏付けるものは執筆時点では存在せず、現状では中国側の限定的な主張にとどまっている。

まるで、少しずつ少しずつサラミソーセージを薄く切ってつまみ食いされて、気づくとかなりの部分が食べられてしまったかのようだ。外交分野でよく言われる「サラミスライス戦略」は中国の常套《じょうとう》手段でもある。

将来において、何らかの形で、初動やキー・アクションに関するより詳しい事実関係が明らかにされるかも知れない。一方で、こういう時に後付けのつじつま合わせや解釈変更が行われる可能性もある。

米国、WHOのあるスイス、中国は、それぞれ6～7時間ずつの時差があるので日付についてはごまかしも利く。そういうところを巧妙に利用して帳尻合わせのようなことが行われる不安がある。だからこそ、今ここで、その時々の最初にあった情報を記録しておくことが重要なのである。

台湾のメール通報

12月31日をめぐっては、台湾の「メール問題」も後に明らかになった。

台湾保健当局の2020年4月11日の発表によると、12月31日にいち早くWHOにメールを送り、武漢の肺炎流行の危険性を警告したが、「WHOに相手にされず、警告が生かされなかった」という。台湾がこの時に証拠として公表したメール画像には、上部欄外に「12月31日に通報したWHOのIHR窓口への電郵（メール）本文」との内容が繁体字中国語で書かれ、下の行に英訳も付記されている。

これが事実であれば、年末の時点で唯一のIHRに基づく適法な対応ということになるが、あくまでも表題に過ぎず、当時の記録に該当するのは、その下に四角い枠線で囲んで示した本文のみだ。

ただ、メール本文は、12月31日の武漢からの報道を数行ほど英語で大雑把に伝えているのみだ。儀礼的な文言を除くと、「中国・武漢で、少なくとも7件の非定型肺炎が報告されたとの報道があった。これによると、保健当局はSARSではないと見ているが、まだ検体を調査中で、患者は治療のために隔離した」との内容だ。新聞の短信記事より情報量は少ない。

台湾当局は「メールの中で『非定型肺炎』による『隔離』と指摘した。公衆衛生の専門家なら『人から人』の感染が起きている可能性を認識できたはずだ」と主張し、1月中旬まで、焦点の「人から人」感染について「限定的」「明確な証拠はない」としていたWHOの対応遅れを批判したわけだ。

だが、件《くだん》のメールは人から人の感染を警告したとまで言えるのだろうか。送受信の時刻や件名、送信先などの詳細情報が示されておらず、本当にメールなのかもわからない。メール本文にはIHRや notification の文言もない。

これなら、もっと詳しい情報をEIOSが自動的に拾い上げているはずだ。EIOSは複数言語の各種報道や専門家向けのメーリングリストなど、ごく数行では終わらない水準の情報源が監視の対象にいくつも含まれている。さらに、その後にWHOが中国に照会した経緯を考慮すれば、ここでのメールにWHOを振り向かせるほどの重要性があったのかも疑問が残る。

この問題をめぐっては、WHOへの批判を強めるトランプ氏が台湾の主張に同調し、先述のテドロス氏への書簡でも言及している。

大統領選の年でもあり、米・台とWHO・中国という対立の構図を作り出して、新型コロナをめぐる多くの不都合の責任を向こう側に負わせたい意図もあったのだろう。台湾もそれに乗ってしまった格好で、この問題は、12月31日時点で何がわかっていたかという真実の追究よりも、政治的な色彩を帯びてしまった。

詳しくは第四章で触れるが、２０１７年以降の世界保健総会に台湾がオブザーバー参加できなくなったのは、ＷＨＯの姿勢として間違っている。ＷＨＯがInternational Health Organization、ＩＨＯ（国際保健機関）を名乗らないのは、internationalに国と国、国家間という意味合いが含まれるからだ。どの国に属するかにかかわらず、地球上のあらゆる人々の健康に資するために「世界」保健機関としたはずだ。

台湾は少なくともこの論議があった時点では感染抑制でかなりの成果を上げていた。その知見を生かし、共有する機会が与えられないのは明らかにおかしい。

でも、だからといって、何もかもＷＨＯと中国のせいにしてしまうのはよいことではない。オンラインの論説などでは、「台湾上げ、中国下げ」の立場から書いた一方的なものが目立つ。新型コロナの初動をめぐる問題は、誰かを悪者にするような結論ありきではなく、冷静かつ客観的に検証されるべきものである。

反論で明かされた新事実

台湾メール問題については、２０２０年4月20日のＷＨＯ本部でのリモート記者会見で、テドロス氏とＷＨＯエグゼクティブ・ディレクターのマイケル（マイク）・ライアン氏が反論している[*13]。

新型コロナに関連するＷＨＯの記者会見にほとんど出席しているライアン氏は、日本の報道で、○○長などの職名なしで「緊急事態対応の統括者」といった説明をされることが多いが、事務局長、事務局次長に次ぐ地位のエグゼクティブ・ディレクターとして、ＷＨＥ（WHO Health Emergencies Programme）と略される緊急保健プログラムを担当する。今回のパンデミックこそ喫緊の保健緊急事態であるから、事実上、新型コロナの担当幹部ということになる。

ここでライアン氏が明かしたところによれば、ＥＩＯＳが最初に検出した情報は、「新興感染症監視プログラム（Program for Monitoring Emerging Diseases　ＰｒｏＭＥＤ《プロメド》）」からの配信メールだった。詳しくは後項や第六章で触れるが、ネット利用の早期警戒システムの先駆けとされる医療専門家向けのメーリングリストである。

ライアン氏は、12月31日に台湾当局から送信された電子メールに関するＷＨＯの対応を記者団から問われたのに答えた。

ライアン氏はまず、ＥＩＯＳが武漢の肺炎クラスターの発生を伝えるＰｒｏＭＥＤメールを検出したことを明かし、そのうえで、（１）これはオープンソースであり、すでに武漢の肺炎についての情報が地元報道を通じて拡散していること、（２）同じ日に、これら報道を引き合いに、ＷＨＯ側との情報共有を求めるメールが台湾当局から届いたこと、（３）メールに報道の引用以外の具体的な要素はなかったこと――などＷＨＯ側の認識を説明した。

ライアン氏はまた「世界では年数百万件の非定型肺炎の症例が発生しており、非定型肺炎クラスターの報告は珍しいことではない。最初の情報が専門家向けのメーリングリストだったので、（台湾の通報のような）報道に基づく報告よりもはるかに詳しかった」とも反論している。

この後に発言したテドロス氏は、「まず、31日の最初のメールは台湾からではなかった。ほかの多くの国からその時すでに説明を求められていた。最初の報告は武漢からのものであり、台湾はこれについて説明を求めたに過ぎなかった。それに台湾は『人から人』の感染については報告していない。これははっきりさせておかなければならない」と、台湾の主張を真っ向から否定した。

ライアン氏が、先のヤサレビチ氏と同様にＥＩＯＳによる検出に言及しているのに対し、テドロス氏はこうした検出プロセスへの言及を省いて、最初の情報が「武漢からもたらされた」ことだけを強調した。後はかなり強い調子で台湾の主張を否定した。

この記者会見により、ＷＨＯは31日のうちに国事務所に連絡を取って中国当局との緊密な連携を指示し、翌1月1日には、ＩＨＲ第10条に基づく今回の事態の「検証（verification）」を中国側に正式要請していたことが明らかになった。ここも、ヤサレビチ氏の証言よりも具体的になっている。

検証を要請された中国当局は、これに対して原則24時間以内に「最初の応答または確認」をする義務がある。この日に明かされた事実関係はここまでだった。では、要請を受けた中国はどうしたのか。これは、この後の別の機会で明らかになる。

米議会調査局の報告書

これまで触れてきた内容より、さらに詳しいタイムラインが登場した。米議会調査局のスーザン・ローレンス調査員（アジア担当）による２０２０年5月13日更新版の報告書である。[*14]

COVID-19 and China : A Chronology of Events（December 2019-January 2020）（ＣＯＶＩＤ-19と中国　２０１９年12月～２０２０年1月の時系列）と題した報告書には、ＷＨＯだけでなく、

中国、台湾、米国の動きが網羅的に紹介されている。

議会調査局（Congressional Research Service　ＣＲＳ）の報告書は、報道などのオープンソースを丹念に拾ったものが多く、有効な情報源となる。議会の調査機関のため、立ち位置としては政権から独立しており、党派色のある民間シンクタンクの報告書とも違う、それでいて公的に裏付けられた良質の情報を提供してくれる。

機密扱いや非公開ではないとはいえ、かつては報告書を入手した議員事務所や民間活動団体（ＮＧＯ）、シンクタンクを通じて閲覧するなど、入手にひと手間かかる代物だったが、現在はアーカイブ化され、すべてオンラインで検索して目的のものを入手できるまでになった。機密文書や内部文書のような衝撃の内容が書かれているものではないが、政党からは独立しているので書きぶりに距離感や客観性があり、内外の報道などのソースを網羅的に集めていることから孫引きするうえでも使い勝手が良い。

今回の報告書は、4月20日のＷＨＯ記者会見の内容やＷＨＯ・中国それぞれのタイムラインなど、公式・公開の情報に基づく事実関係から中国、ＷＨＯの初動を検証している。ＷＨＯ記者会見では明かされなかった12月31日のＰｒｏＭＥＤメールのより詳しい情報についてもさらに踏み込んで言及している。

これによると、米東部時間（EST）19年12月30日午後11時59分（UTC31日午前4時59分）、ProMEDユーザーから、謎の肺炎に関する武漢衛健委の医療従事者向け「緊急通知」について伝える中国語記事の機械翻訳による英訳文が原文のリンク付きで投稿された。

ProMEDの当該メールは削除されずにネット上に残っている。[*15] そこに示された中国語記事のリンクを手がかりにソースをたどり、筆者は当時の状況を可能な限り調べてみた（24〜25ページ表1も参照）。

当該の緊急通知は、中国標準時（CST）30日午後3時10分（UTC30日午前7時10分）とCST30日午後6時50分（UTC30日午前10時50分）の2回出ている。

最初の文書は「救治情況的緊急通知[*16]」で指示文自体は4行余りと短く、華南海鮮市場で相次いで発生した原因不明の肺炎に関連して、同様の症例が出ていないかを午後4時までに報告するよう求めている。

2回目は「救治工作的緊急通知[*17]」という2ページの文書で、この肺炎に対応するための専門チームの編成と、呼吸器・感染症・集中治療の各分野での患者の対応強化を指示する内容となっている。

ProMEDに投稿された元記事は2本あり、そのうちの早い方は中国の経済紙、第一財経

（電子版）に掲載された。ただ、配信メールに示されたリンク先は第一財経ではなく、それを転載したニュースポータル新浪財経になっている。元の第一財経の記事を見てみると、見出しの冒頭に、いわゆる「特ダネ」「独自」を意味する「独家」の文言がある。

武漢当局の緊急通知は一般に公開されたものではなく、医療従事者ら限定で内々に伝えたものだった。だが、発令から10～12分ほどの間に関係者がネット上にリークしていた。

見出しに独家が付いたのは、ネット上に流出した緊急通知の真贋《しんがん》について、第一財経の記者が当局側に裏取り取材をした内容が反映されているためだ。緊急通知の流出に対しては、このように独自取材で反応したメディアが複数あった。第一財経の後には、新京報や21世紀経済報道といった新興メディアも緊急通知の確認を取り、同様に独自ニュースとして報じている。第一財経、新京報、21世紀経済報道などはいずれも伝統的な国営報道機関とは異なる出自を持ち、独自取材を売りにしている。

中国のような体制の国家で、もともと要注意事項であった感染症に関連して、こんな動きが起きれば見過ごすことはできない。31日に内外のメディアが相次いで報じたのも当然だろう。

「最初の情報がＰｒｏＭＥＤ」ではない？

気になるのは、ＰｒｏＭＥＤの投稿時間だ。ＥＩＯＳはＵＴＣ31日午前3時18分に最初の情報を検出したことになっている。しかし、ＰｒｏＭＥＤが流れたのはＵＴＣ午前4時59分とその1時間半以上後で、両者に明らかなタイムラグがある。

細かいことだが、ＷＨＯのサイトは6月まではＥＩＯＳの検出時間を「3時14分」と表記していた。これが7月からは「3時18分」に変更されている。この理由についてヤサレビチ氏に問い合わせたが、「些細《ささい》なことで重要ではない」と返されてしまった。これが現時点でのＷＨＯの公式見解である。単なる誤差の修正ならばいいが、いや、それでも正確を期して欲しかったが、具体的な理由がないというのも不可解だ。

第一財経の当該記事は今もネット上に残っており、その公開時間はＣＳＴで「31日午前10時16分」と明記されている。ＵＴＣでは31日午前2時16分だ。

ＰｒｏＭＥＤに投稿されたもう1本の記事は、21世紀経済報道の記事の英訳で、元記事の公開時間はＣＳＴ午前11時3分（ＵＴＣ午前3時3分）だった。

両者のちょうど間となる時間帯に報じたのが新京報だ。ＣＳＴ31日午前10時29分、流出した最初の「情況的緊急通知」の画像とともに「ＳＡＲＳの噂《うわさ》がネット上で広まっている」という趣旨の短い第一報を伝え、10時53分には当局の確認を取った内容の続報を流している。10時59分には国営のＣＣＴＶがＳＮＳの微博（ウェイボー）で緊急通知の件を投稿した。[18] これを受けてＳＮＳ経由で情報を流した地方の放送局もあり、ＥＩＯＳの検知時間と同じＣＳＴ31日午前11時18分（ＵＴＣ午前3時18分）のタイムスタンプのものもあった。[19]

これらのいずれかをＥＩＯＳのシステムが検出したとしても、時系列的には何の矛盾もない。ＥＩＯＳは多言語のシステムを統合している。あえて4分ほどの時間差を修正したくらいだから、ＵＴＣ午前3時18分にＥＩＯＳは確かになにがしかの情報を検出していたのだろう。

実は、第六章で詳述するカナダのオープンソース利用のＥＢＳシステム「ＧＰＨＩＮ（ジーフィン）」は、ＵＴＣ午前3時30分に新型コロナ流行の兆候となる最初の記事を検知している。[20] ＧＰＨＩＮは簡体字、繁体字の双方の中国語に対応したシステムで、ＥＩＯＳとも接続しており、ＥＩＯＳが扱うデータの2割はＧＰＨＩＮ経由である。

ＧＰＨＩＮも含めたシステム全体として見れば、ＥＩＯＳがＰｒｏＭＥＤメールより早い時間に情報を拾っていたことは、ここからもわかる。こうなると、最初に検出した情報がＰｒｏＭＥＤだという話とどう整合性をとるのか。ここが最大の難題である。ＷＨＯ側の公式な説明はない。

これまでの情報を総合すると、ＥＩＯＳはＵＴＣ午前3時18分に情報を検知したが、言語の違いや情報の質がネックとなり、英文で信頼性のあるＰｒｏＭＥＤ配信まで、より上位の判断ができなかった——ということではないか。そうであれば、今以上の詳しい説明が欲しい。ＷＨＯには、この「タイムラグ問題」についての説明責任がある。ＰＨＥＩＣの兆候の早期検知は今後の対策強化の要となるだけに、あいまいにしてはならない箇所だ。

「通報に前向きではなかった」中国

米議会調査局の報告書が出た頃には、焦点の年末に関してさまざまな情報が公表され、相当詳しい時系列が判明した。

ここでいったん情報を整理しておこう（24〜25ページの表1も参照）。

中国および各国のメディアが中国発で年末に報じる端緒となったのは、武漢当局が現地時間30日午後（ＵＴＣ30日午前）に二度にわたって医療従事者向けに発した「緊急通知」だった。これがＳＮＳ経由でリークされたことに第一財経などのメディアが気づき、保健当局に電話をして照会するなど、裏付けを取ったうえで翌31日午前（ＵＴＣ31日未明）に相次いで報じた。

これらを機械翻訳で英語にして配信したのがＰｒｏＭＥＤメールだった。ＵＴＣ31日午前4時59分のことだ。

ＥＩＯＳの検出はそれより早いＵＴＣ午前3時18分。第一財経などの報道より後で、ＰｒｏＭＥＤの配信時間の前である。

これらの後、ＣＳＴ31日午後1時38分（ＵＴＣ31日午前5時38分）になって、武漢衛健委がウェブサイトに一般向けの「情況通報」を掲載した。ＷＨＯ中国事務所が気づいたというのは、こちらである。

米議会調査局の報告書に話を戻すと、ＷＨＯの最初の覚知が中国からの直接の通報ではなく、ＥＩＯＳによる自発的な検出だったというライアン氏の２０２０年4月20日の会見内容を引用し、「中国はＩＨＲ第6条で求めたＷＨＯへの通報に前向きではなかったようだ」と批判的に書いている。

どの時点がＰＨＥＩＣにつながる出来事と言えるかがあいまいなために、中国が24時間以内の通報を怠ったと断じるのは難しいが、武漢の緊急通知が二度も発令された30日にも、報道が相次いで情況通報が出た31日にも、何の通報もしていないとなれば、あちこちから批判されるのも仕方ない。

問題は、そこにとどまらない。ＷＨＯの検証要請への対応もおかしい。先にも触れたように、新華社のタイムラインを見ても、ＷＨＯの文言が登場するのは1月3日になってからだ。報告書はその点も指摘している。

ここまでのＷＨＯ側の言い分に基づけば、ＷＨＯは31日に在北京の国事務所に中国当局と連絡を取るよう指示し、翌1月1日にはＩＨＲ第10条に基づく検証を中国側に正式要請した。第10条は24時間以内の検証要請の回答を対象国に求めているが、中国は翌2日になってもＷＨＯに正式な回答をしなかった――という経緯となる。

ＩＨＲによる通報だけでなく、検証も適切に履行しなかったことになり、中国の責任は大きいと言わざるを得ない。報告書は、中国とＷＨＯの連携に関わる問題の一つとして、これを取り上げた。

こうした非常に重要な要素が凝縮されているのに、年末から年始にかけての矛盾を究明せず、過去記事の焼き直しで「31日に中国がＷＨＯに通報」などと、何の疑問も感じずに既成事実であるかのように報じ続ければ、中国を利するだけだ。こういうボタンの掛け違えのような小さな過ちの積み重ねが後々響くことになるのである。

最初の患者はいつ発生したか

では、焦点の２０１９年12月末より前には、どのような状況だったのか。謎の肺炎はいつ頃から流行を始めていたのだろうか。

19年末より前の情報に関しては、当然ながらリアルタイムに公表されたものではないため、時間をさかのぼるほど不確定要素が増えてしまい、解像度が粗くなる。

それらのほとんどは、ＰＨＥＩＣが宣言されてパンデミックの懸念が高まった２０２０年１月末以降、過去を検証していく形で明らかになったものだ。その分、後付けの都合のいい解釈や情報修正が加わる可能性もありうることを念頭に、慎重かつ冷静に見ていかなければならない。

ある程度公的な裏付けの取れた事実関係としては、ＷＨＯの20年１月12日付疾病流行情報の中に、武漢市内の新型コロナ感染者に関する記述がある。ここでは、中国当局から１月11、12日にＷＨＯ側に伝達された情報として、武漢での最初期の患者41人は「２０１９年12月８日から２０２０年１月２日にかけて発症した」と書いてある。

１月３日以降は、ＩＨＲの検証プロセスの催促を受け、中国はＷＨＯなどに情報を伝えるようになった。これが中国側の公式発表ということになる。

一方で、年末時点の武漢衛健委による情況通報の中で27人とされた謎の肺炎の発症者数が、この段階では41人に増えた。1月に入ってからは、この41人が最初期の症例数としてよく扱われるようになる。今でこそコロナの感染者数は日々更新されるのが当たり前だが、流行のごく初期の段階には、人数の発表は不定期で、「最初期」というくくりで同じ数字が使い回されることもあった。

41人に関しては、別の情報が後になって発表される。

北京や武漢の病院の研究チームが20年1月24日付英医学誌ランセットに発表した論文には、「41人のうち一番先に特定された患者の発症日は12月1日だった」との記述がある。[*21]

ランセットは世界四大医学誌に数えられる有力誌だが、この論文は流行初期に発表された速報的な症例報告であるうえ、第六章で詳しく触れるように新型コロナに関する研究については、緊急的に即時の無償公開（オープン・アクセス）の措置が取られた状況もあった。1月30日に修正が行われたくらいで論文に特段の問題はないようだが、もろもろの状況を考慮すると、これだけで断定的に扱わない方がいい。

武漢でのコロナ症例を扱う文献の中には、発症日がさかのぼったと断定的には扱わず、12月8日とするソースと、12月1日とするランセット論文を列挙する形で紹介しているものがかなりある。あくまで「デファクトスタンダード」的な意味でしかないが、新聞やテレビの各社は「中国当局が（略）最初の肺炎患者を確認したとされる日から、8日で1年を迎えた」（20年12月9日付読売新聞朝刊国際面）と翌年終盤の時点でも「8日説」の立場を取った。

患者に関する情報はランセットの論文のほうが詳しく、12月1日に発症したとされる患者は、流行初期に感染者が多発した武漢市の華南海鮮市場とは関係ないとも書いてある。速報としての不確定要素はあるが、事実であれば、武漢市当局が1月1日に市場を閉鎖した措置の効果や妥当性にも疑問が出る。

いずれにせよ、こうなってくると、水面下では11月の段階で、ごく初期の流行か、それにつながる何らかの兆候があったと見ることもできる。

また、2月に入ってから明らかにされた情報だが、中国メディアの報道やオープン・アクセスの論文に記された症例報告によると、12月下旬、クリスマス・イブの24日頃から、武漢の病院の医師が多発する肺炎の異常さに気づき、患者の肺からの検体を広東省《カントン》の複数の遺伝子分析機関に送るなど病原体の解明に着手していた。

結果論であり、「たられば」の話ではあるが、年を越す前、それもかなり早い段階で、中国はIHR第6条に基づく通報をWHOに対して実施しておくべきだった。

武漢衛健委が謎の肺炎に関する専門家チームを編成し、調査を開始したのは、年末も押し迫った12月29日のことである。

このことは、武漢中心医院の眼科医、李文亮《リーウエンリヤン》氏に関する国家監察委員会の3月19日付報告書上で中国当局が公式に明らかにした。[*22] 李氏は、新型コロナについて当局の公表前にＳＮＳ上で危機を訴え、中国では「疫病吹哨人」（疫病の警告者）と呼ばれた人物だ。2月7日に新型コロナによる肺炎で亡くなり、内部告発者として世界的に知られることになった。

国営新華社通信を通じて公表されたこの報告書には、12月30日午後に医療従事者向けに二度発令された武漢市衛健委の「緊急通知」についても、午後3時10分と6時50分という発令時刻と、ネット上にそれぞれのスキャン画像が流出するまでの12分、10分という時間差が明らかにされている。

李氏は、1回目と2回目の緊急通知の間にあたる午後5時43分頃、ＳＮＳの微信（ウィーチャット）のグループチャットに、華南海鮮市場での「7件のＳＡＲＳ症例確認」などの情報を投稿した。折しも緊急通知が流出し、武漢の公安当局はネット上での告発行為に神経をとがらせていた。こうした状況もあり、当局は「事実でない情報を広めて社会秩序を乱した」として、1月3日に李氏を訓戒処分とした。確かに謎の肺炎はＳＡＲＳではなかったが、こういう時ばかり反応が早い。「国家」監察委の報告書は、「武漢」当局の処分が「不適切だった」と認め、処分撤回と家族への謝罪につながった。

パンデミックの兆候を社会にいち早く知らせ、自らも犠牲になった功労者の名誉回復の報告書で、初動の詳細がようやく明らかになるとは……。あまりに遅く、迷走している。これがあるから、隠蔽体質が批判されるのだ。

11月の「0号患者」の謎

これ以前の感染に関しては、香港英字紙サウスチャイナ・モーニングポスト（電子版）が2020年3月13日、同紙が閲覧した政府資料に基づき、新型コロナの感染が「2019年11月17日までたどれる可能性がある」と報じている。記事によると、患者は湖北省在住の55歳の人物だという。一方で、流行の原点に位置する最初の患者「ペイシェント・ゼロ（0号患者）」はまだ確認されていないとも述べ、この人物以前に感染者がいた可能性も示唆した。

これについて、中国CDCの高福《ガオフー》所長は、3月27日付米科学誌サイエンス（電子版）のインタビューで、「11月時点でクラスターがすでに存在したという確たる証拠はない」と、幾分含みを持たせた表現で否定している。

香港紙は、患者が少なくとも11月17日までたどれる可能性を伝えたに過ぎず、高氏が言うような11月時点でのクラスターを明言してはいない。

記事はまた、この患者を含む男女9人が11月に謎の肺炎を発症していたと伝える一方、そのうち何人が武漢に在住していたかはわからないとしている。華南海鮮市場以前のクラスターがどこかに存在したとしてもおかしくはない。中国側もその辺は承知のうえで、当該の資料も実際に存在していて、情報の一人歩きを阻止しようと形だけ否定してみせたということなのかも知れない。

いずれにせよ、この手の話は後になるほど、解明・検証が進むほど、過去をさらにさかのぼった情報が出てくるものではあるが、時間をさかのぼるほど情報の確度もぼやけてくる。

新型コロナの起源をめぐる話は、トランプ米大統領の「チャイナ（チャイニーズ）・ウイルス」発言に中国や国連人権理事会の特別報告者が反発したように、多くの政治的、社会的分断を助長することにもつながりかねない。情報やその解釈に何らかの意図があって発信される場合もあり、慎重に扱う必要がある。

次々と消される文書

もう一つ、心配なことがある。

ここで列挙している記事や公式発表が次々とネット上から削除されていることだ。即時公開された論文などに何かしら引用元としてリンクが載っていたとしても、特に中国ソースは今から検索したのでは見当たらないものが多い。

例えば、２０１９年12月31日に公表された武漢衛健委の情況通報がそうだ。ウェブニュースなどはいずれ削除される宿命にあるとはいえ、こうした公的資料が1年も経たずに削除されるとは……。

そうなると、ネット上のサイトを巡回して記録、蓄積している「ウェブ・アーカイブズ」に頼らざるを得ないが、ここでさえ、永久的な保存が約束されたわけではないだろう。

このほか、検証と称して、後になってから過去の事実関係を塗り替える行為も警戒しなければならない。最新だからすべてに詳しく、すべて正確に事実を反映しているとは限らないのである。1年もしないうちに、サラミスライス的に情報の削除と塗り替えが進んでいるのだ。

だからこそ、日々少しずつでも記録を取り続けることが重要だ。多少不正確さや不完全さを残す内容であっても、その時その時の情報を忠実に記録しておかないと、向こうの都合で誤りも不都合なところも一緒くたで変えられてしまうからだ。

年初の詳細な経緯が判明

この後、２０２０年６月29日になって、ＷＨＯ本部がタイムラインの改訂版を公表した。[*23] ４月６日の新華社のタイムライン、４月７日のヤサレビチ氏の証言、４月８日のＷＨＯのタイムライン、４月20日の記者会見、５月13日の米議会調査局の報告書――と、これまで示してきた事実関係とおおむね一緒だが、かなり情報が追加されて詳しくなっている。

これによると、ＷＨＯは20年１月１日、２日の両日とも中国当局に武漢の原因不明の肺炎クラスターについての情報提供を要請している。これは米議会調査局の報告書や４月20日の記者会見でも言及されたように、ＩＨＲ第10条に基づく検証の要請である。そもそも４月８日版には２、３日の記述がなかった。

本来は要請を受けてから24時間以内に回答しなければならないが、中国側は翌２日のうちに回答することはなかった。改訂版には、２日にＷＨＯが国事務所を通じて中国国家衛生健康委員会に改めて催促し、ようやく３日に、武漢の肺炎クラスターに関する情報が得られたことが新たに明記されている。この日にＷＨＯと中国当局は北京で会合を持ち、そこで中国側が情報を提供したのだ。中国がＷＨＯに初めて連絡したのが３日だというのは、先に新華社が公表したタイムラインの記述とも一致する。

とにかく、2日までの中国の対応はひどい。IHR第6条に基づく中国側からの自発的な通報をしなかったうえに、検証要請にも期限内に答えず、改めて催促されてから情報提供したというのでは、批判されても当然だ。緊急事態の兆候であると感じた人が少なくない局面にもかかわらず、中国政府が少なくとも対外的には、国際法の順守や情報共有・発信に非常に消極的だったことが明らかだ。

上位の当局者が国際保健の仕組みに疎かったのか、国内を抑えきれば、感染も情報も国外に流出しないとでも考えたのか。あるいはどうしても明かせない事情があったのか。どうあれ、明らかな危機管理上の判断ミスである。

日本には1月2日に伝わっていた?

改訂版タイムラインではこのほか、2020年1月2日に、WHOが「地球規模感染症に対する警戒と対応ネットワーク(Global Outbreak Alert and Response Network　GOARN)」の加盟機関に対し、中国で発生した原因不明の肺炎クラスターについて通知したことが新たに加わった。

GOARNは、WHOが2000年に開設した感染症流行に対する国際的な技術協力体制で、日本を含む各国の保健機関や国連機関、NGOなど250団体が参加する。2日の時点で、すべての人に公表とはいかないまでも、専門家にはWHOから公式の伝達があり、情報が共有されていたことになる。

1月2日は正月休みということもあるだろうが、GOARNには、国立医療機関や大学など日本の19機関が参加しているのに、国内機関から国民に向けての特段の動きや注意喚起はなかった。厚生労働省や文部科学省などの監督官庁には報告しただろうか。これら省庁はこのことを知っていたのだろうか。

厚労省が最初の公式反応にあたる「中華人民共和国湖北省武漢市における非定型肺炎の集団発生に係る注意喚起について」と題した事務連絡を自治体の保健部局に通知したのが1月6日だ。しかも、これは12月31日の武漢衛健委の情況通報を受けてのものだった。

米国は現地時間3日の時点で、米疾病対策センター（CDC）のロバート・レッドフィールド所長が中国CDCの高福所長と電話で話し、アレックス・アザール厚生長官に事態の深刻さを伝えている。アザール氏は即座にホワイトハウスに連絡を取り、米国家安全保障会議（NSC）との情報共有を要請、その後の数日間で情報機関も動き出した。いくら日米で国家の仕組みに違いがあるとはいえ、この差は大きくはないだろうか。

確かに、この時点での軽重の判断は難しかった。だが、今となってみれば、歴史的なパンデミックの始まりである。こうなってくると、国内の初動についても詳細な検証が必要だろう。

タイムラインの順序

ＷＨＯの改訂版タイムラインで、焦点の２０１９年12月31日の事実関係は次のように改められた（カッコ内筆者。以下同）。

- 在中国のＷＨＯ国事務所は、武漢衛健委ウェブサイトの報道声明（media statement ＝この場合は情況通報）を通じて、武漢での「ウイルス性肺炎」発生を把握した。
- 国事務所は、ＷＨＯ西太平洋地域事務局（ＷＰＲＯ《ウプロ》、フィリピン・マニラ）のＩＨＲ連絡窓口に武漢衛健委の報道声明が発表された旨を伝え、その翻訳を渡した。
- また、ＥＩＯＳも、武漢での「原因不明の肺炎」の同じクラスターに関するＰｒｏＭＥＤの報告を検出していた。
- 海外のいくつかの国の保健当局がさらなる情報を求めてＷＨＯに接触してきた。

ＥＩＯＳへの言及は4月のタイムラインにはなかったので前進したとも言える。ＰｒｏＭＥＤメールの全文もリンクされた。ただ、出来事の順序が、表1で示した時分単位の時系列で見るとわかるように、かなり前後している。タイムラインでは混乱を招かないよう、時系列順で並べるべきだ。それとも何か理由があったのだろうか。

複数のＷＨＯ本部の取材源にあたったが、納得のいく説明はない。ＷＨＯ本部とは別の筋として、20年7月1～3日にＷＰＲＯの当局者に補足取材した。ＷＰＲＯは5月18日に地域事務局独自のタイムラインも公表しており[*24]、その中で、19年12月31日の情報把握について、武漢衛健委の発表とＥＢＳシステム（ＥＩＯＳ）による検知を挙げている。

ＷＰＲＯ側は次のように答えた。先方の回答を意訳したり、語順を入れ替えたりはしていない。

《ＥＩＯＳは本部と地域事務局に導入されている。地域事務局は、その対象範囲をさらに絞る形で担当チームが毎日精査し、リスク評価にかけ、必要な場合には国事務所を通じて確認を行っている。

12月31日、WPROは休日体制を取っていたが、担当官がEIOSを使って情報を捕捉し、中国の国事務所の担当者に情報の確認を依頼した。
一方、国事務所でもすでに、この情報の確認を始めており、その結果、WPROの問い合わせに対し、中国語で書かれた武漢当局の公式サイトで確認できたことをWPROに報告した。本部も、EIOSで同様の情報を捕捉しWPROに連絡をしてきており、国事務所からの情報も共有されたと理解している》

まとめると、EIOSが導入されている本部とWPROはこれに反応し、EIOSが導入されていない国事務所側は武漢当局の発表を把握し、ほぼ同時並行で情報をつかんでいたということになる。

これまで書いてきたように、武漢当局の発表はCST31日午後1時38分（UTC31日午前5時38分）で、EIOSが最初に検知したとするUTC午前3時18分よりは後だ。一連の中国報道やProMEDメールよりも遅い。実際の順序に逆らって前に持っていく必要性はない。むしろ誤解を与える。

WHO本部のタイムラインの順番では、まず武漢の公式発表があり、それをWHOの国事務所が把握したという箇所を強調することになる。間接的ではあるが、中国→WHOという流れで情報が伝わった――という誤解を含んだ印象を広めてしまう。

ジュネーブ発の報道に比べると、中国からの報道量は圧倒的で、そうでなくてもWHOの情報発信は埋没しがちだ。ここで中国の問題点を明確に指摘しないのでは事態はさらに悪化する。WHOが公表した一連の詳しい経緯は、本書のような例外を除けば、ほとんど社会に伝わっていない。

筆者以外に、12月31日の武漢クラスター把握が中国からの自主的な通報ではなく、WHO自身によるものだと報じたのは、主要メディアだと20年7月4日のAFP通信「First alerted to coronavirus by office, not China: WHO（WHO「コロナウイルスに対する最初の警告は事務所で、中国ではない」）」くらいだ。この記事も、WHOによる4月8日の最初のタイムラインと、台湾メールに反論した4月20日の記者会見、6月29日の改訂版タイムラインを根拠にしている。

パンデミックの始まりにおける国際保健対応の起点に関することなので、ここに焦点を当てた報道がもっとあるべきだと思うのだが、まず見当たらない。こういう状況は、中国に有利に働くことになる。

よくよく考えてみれば、IHRの義務を果たさなかった中国が真っ向からの批判を逃れ、世界最大規模の感染拡大に手を焼くトランプ氏は八つ当たり的な中国・ＷＨＯ攻撃でメディアや国際社会から批判されたうえ、自身も選挙戦のさなかに感染するという皮肉な展開となった。台湾の主張も、真実性よりトランプ氏に同調した政治的な動きとして見られている側面があり、このことが今後どう影響するかはわからない。ＷＨＯはどうあがいても抜本的な大手術を国際社会から迫られるのは必至となった。

つまるところ、パンデミックの震源地であるはずの中国だけが圧倒的な報道量の奔流に助けられ、情報戦に勝利したのだ。

第二章　国際緊急事態（PHEIC）の影響

後手に回った対応

　では、武漢クラスターの発生を把握したWHOは、世界に対してどのように情報発信したのか。前章で触れたとおり、2020年1月2日には、「地球規模感染症に対する警戒と対応ネットワーク（GOARN）」経由で各国に本件の情報を伝えてはいるが、専門家や関係者に限定したもので一般社会に開かれたものではなかった。

　改訂版タイムラインによれば、WHOからの最初の対外的な発信はUTC4日18時13分。「中国は湖北省武漢での肺炎クラスターの発生——死者なし——をWHOに報告した。この病気の原因を特定する調査が進行中」とのツイートだ。[*1] さらに後続のツイートで「WHOはこのイベントを注意深く監視し、わかり次第さらに詳しい情報を共有する。本部、地域事務局、国事務所の三つのレベルで状況の追跡に動いている」と伝えた。

ＳＮＳの普及を反映した機敏な対応と見るか、国際保健規則（ＩＨＲ）などの法令・制度に基づく公的な裏付けのない軽い対応と見るか、評価は分かれるところだ。ＳＮＳは公式な発表をするまでの時間をつなぐ速報的な発信の場ととらえることもできる。

が、結局、この日には何ら公式のアナウンスはなく、コロナに関する最初の疾病流行情報（Disease Outbreak News　ＤＯＮｓ）のオンライン掲載は翌5日にずれ込んだ。5日には、各国の公衆衛生当局のみがアクセスできるＩＨＲ通報事案の事象情報サイト（Event Information Site　ＥＩＳ）にも武漢の肺炎クラスターの情報が上がった。制度に基づく公式の動きはいずれも5日になってしまった。

これは、ツイートした時間帯がジュネーブ時間（中央ヨーロッパ時間、ＣＥＴ）の夜だったせいかも知れない。が、これだけのパンデミックの始まりに際し、「対外発信初日はつぶやいただけ」というのはどこか緊張感がないようにも響く。

しかも、3日に聴取した結果を4日夜にツイートするという時間感覚については、仮になにがしかの確認作業などがあったうえでのことだったとしても、「遅い」と言われても仕方のないことだろう。

欧州は日本と違って長い正月休みは過ごさない。国連欧州本部が定める年始の休日は元日のみだ。４日、５日は土日ではあったが、まだ先行きが読みにくい段階であったとはいえ、事態管理チームが設置された緊急体制下にあるのだから、もっとスピード感があってもよかっただろう。ＷＨＯは２日にもエボラ出血熱に関する疾病流行情報を発令している。継続性のある事象と新たな謎の肺炎とでは、判断などに差があるのかも知れないが、年初から一連の業務ができる状況にあったのである。

５日の疾病流行情報には、次のような現地発の詳しい状況が示されている。

《中国当局の報告によると、１月３日の時点で、武漢で原因不明の肺炎患者計44人が報告され、うち11例が重症。すべての患者が武漢の医療機関で隔離され治療を受けている。臨床的な兆候または症状は、主に発熱であり、数人の患者は呼吸困難に陥っている。胸部Ｘ線は両肺の病変を示す。

原因は、まだ特定あるいは確認されていない》

この時の感染者数は、先に触れた「最初期の症例数」としてよく使われる41人ではなく、44

人となっている。これは武漢衛健委の3日付情況通報[*2]に載った同日午前8時現在の最新の患者数だった。5日の情況通報ではさらに59人に増えている。今にしてみれば、日を追って感染者が増えるのは当然だが、1月中旬頃までの中国の発表は不定期で、しかも数字が増減する不可解な変動もあった。

3〜5日の頃は、まだ病原体が特定できていなかった段階だ。中国は、7日に検体から新型コロナウイルスを分離し、9日に謎の肺炎の原因病原体と予備的に断定、10日にウイルスのゲノム（全遺伝情報）データを公開している。11日付の情況通報[*3]では、これらの知見をもとに改めて実施した包括的な検査の結果、41人の「感染的肺炎病例」を認めたと表現を変え、数字を下方修正している。この数字は18日に45人に増えるまで変わらなかった。

病原体が特定される前と後では事情も異なるのだろうが、数字が増えたり減ったり、さらには1週間も変わらなかったりと何か不可解で説明不足でもある。11〜17日は湖北省人民代表大会が武漢で開催されていた。人民代表大会の期間中だけ新規感染者が出ないなんてことがあるだろうか。

期間中、謎の肺炎は議題に上がらず、香港紙星島日報などから「不自然に増加が止まっていた」と疑惑の声が上がった。年末からの1週間足らずで患者は倍増していた。その時は病原体が特定できておらず、疑い例が含まれていたのだとしても、大会期間中だけ数字が変わらないというのは偶然などというレベルではない。

これは中国側の情報公開に関する問題の一つであり、こうした不可解なデータをＷＨＯ側は唯々諾々と受け入れたのか、何かしらの指導や要請をしたのか——という疑問にもつながる。後述するように、ＷＨＯ側も当惑していた節があるが、ここではさらに、初動をめぐるＷＨＯへの問題提起として、もう一つ別の点に注目したい。5日付流行情報の現地状況に関する記述の最後にある次の一節だ。

《中国の調査チームからの予備情報によると、人から人への重大な感染の証拠および医療従事者の感染は報告されていない》

まだ病原体も確定していない予備情報の段階で明確な判断をするのは困難だったかも知れない。症例が限られる中で断定的にものを言うのは、時に不安をあおり、混乱を招くことになる。実際、ＷＨＯは過去にこうした対外発信で警告の度合いを強めた結果、「騒ぎ過ぎ」との批判を浴びたこともある。

ただ、台湾のメール問題などさまざまな形で後々まで尾を引くこととなる「人から人」感染について、最初の流行情報で「報告されていない」と明記していたのは事実として残る。

この一節については、5日付流行情報が典拠とした12月31日付および1月3日付の武漢衛健委の情況通報に「人伝人（人から人）」「医務人員感染」がいまだ見つかっていないとの記述がある。それを訳して転載しただけだ。まずは現地当局の情報を伝えようということなのだろうが、肝《きも》となる部分だっただけに、後にWHOの判断の甘さや遅さを叩《たた》く材料になってしまった。もっとも、今から見れば不適切な発表でも削除せずに残し、タイムラインにも明記しているのは——国連専門機関としては当然のこととはいえ——一定の評価はできる。中国では、5日付流行情報の典拠となった31日付と3日付の武漢の情況通報がすでに削除されてしまった。

ともあれ、この時は第一報であり、多少見立てがずれていたとしても、まずは速報性が優先で、まだ軌道修正はいくらでもできる段階だった。問題はむしろこの後である。

迷走する「人から人」感染

1週間後の2020年1月12日に発表されたコロナに関する2回目の疾病流行情報は、前述の11日付情況通報など11、12の両日に中国側から提供された更新情報に基づいている。前回5

日付の流行情報と異なり、情報提供のあった12日のうちに流行情報を出した。

流行情報は、最初の死亡例（基礎疾患のある61歳の男性が9日に死亡）[*4]が報告されたこと、中国がウイルスの遺伝子配列を公開し、各国の診断キットの開発への貢献が期待されること、件の41人は12月8日から1月2日にかけて感染したこと——などを伝えている。コロナウイルスには重症急性呼吸器症候群（SARS）や中東呼吸器症候群（MERS）の原因病原体も含まれるが、今回の原因病原体は新型コロナウイルス（nCoV）と判明し、遺伝子配列などの情報が提供された点で大きな節目となった。流行情報の表題も、5日付は「原因不明の肺炎（Pneumonia of unknown cause）」だったが、今回から「新型コロナウイルス（Novel Coronavirus）」に変更された。

だが、ここでも「中国政府は、ウイルスが人から人へと容易に感染する明確な証拠はないと報告している」と、中国側の言葉を借りる形で、「容易に（easily）」という修飾語を挟んで予防線を張りながらも「人から人」感染には否定的な見解を示した。WHOは、新型コロナウイルスによることが決定的となった9日の声明でも「中国当局によると、一部の患者で重症化の可能性があるが、人々の間で容易に感染することはない」と述べている。

原因病原体が確定できていなかった5日時点とは異なるにもかかわらず、同じ見解を取り続けたのである。

12日の流行情報にはもう一つ引っかかる表現がある。冒頭2文目に「進行中の調査の質や武漢での対応ぶり、定期的な情報共有の取り組み」について、「reassured（再確認、安心）」との表現を用いて、WHOがお墨付きを与えたようなくだりがある。まだ危機感の薄い流行初期ではあったが、リアルタイムでも違和感があり、主に欧米のオンラインメディアやタブロイド紙が批判的に報じた。

WHOは、これまでも触れてきたとおり年末から各種の対応を開始していた。1月20日までに、中国国家衛生健康委員会トップの馬暁偉《マーシヤオウエイ》主任とテドロス氏との電話会談（1月10日）などリモート開催を含め、会談・会議は6回、ツイートも4日の後、本部とWPROが2回ずつ計4回。コロナに関する疾病流行情報は5回、治療や診断などに関する指針類も10種にのぼった。これだけ情報交換や情報発信をしながら、「人から人」については慎重な姿勢を取り続けた。

このさなかの14日の記者会見では、WHOのコロナ対策班を率いる疫学者マリア・バンケルコフ氏が、さらに感染が広がる「潜在的可能性」は懸念しながらも「人から人への感染は限定的なのは確かだ」と発言。さらに、同じ日にWHO本部が「中国当局の予備的調査では『人から人』感染の明確な証拠は見つからなかった」とツイートした。

14日には、中国以外では初となるタイでの感染者が前日13日に報告されたのを受け、3回目の疾病流行情報が発表されている。[*5] ここで、一時汎用された暫定ウイルス名「2019-nCoV」が初めて流行情報に登場した。

この中の「リスク評価」の項で、「入手可能な情報に基づくと」の断り付きながら「『人から人』感染の明確な証拠はない」と明記している。その直後には「3日以降、中国では追加症例が確認されていない」という若干の誤差のある書き方で、説明らしき一文もある。

これは中国が感染者数を更新していないので「人から人」感染の判断材料が乏しいという批判なのか、中国で追加の患者が出ていないので「人から人」の感染はなさそうだという楽観論なのか、判別が難しい。

ただ、その後段で「『人から人』感染や無症候者・軽症者の有無、一般的な感染経路を確認するのに追加の情報が必要」とも書いている。このあたりは、現在知られているコロナの特性とも合致し、武漢で発生したコロナがどのようなものかの見通しはある程度立っていたようにも見える。

こうしたことから見て、後者の楽観論ということはなく、WHOは「人から人」感染が起きている可能性があると見て、中国からの追加情報を強く求めていたのだろう。だが、WHOに感染情報の提供を強制する権限はない。結局、相手待ち、もっと悪く言えば、中国側の言いなりになってしまった。人民代表大会中に感染者の数字が更新されず、情報公開が止まってしまった影響が大きいが、だからといって、「人から人」感染の判断が遅れたことを中国だけのせいにはできない。

危機管理には「安全側に倒す」という考え方がある。もしものことがあってはならないから、もしもが起きることを想定して手を打つというやり方だ。WHOはそれをしなかった。最も重要な判断の局面だというのに「情報が足りない」とぼやいているだけでは、後々責任が問われても仕方ない。そうこうしている間にも感染は広がってしまうのだから。

この後、中国国外としては2例目となる日本での中国人男性の感染確認が発表された16日にも流行情報が出されたが、「結論を出すには不十分」という見解にとどまり、「人から人」の言及はなかった。[*6]

決められないWHO

武漢では、省人民代表大会が終わった直後の2020年1月18日から唐突かつ不自然に感染者数が増え出した。この日の感染者は45人。翌19日には62人になった。20日には、武漢の19

8人に加え、北京市や広東省深圳《シンチエン》市でも感染者が確認され、中国国内の感染者が計201人へと急増した。それまで滞っていた数字が急に噴き出してきたかのようだ。

19日には、事態を重く見たWHO側が現地支援の目的で、マニラのWPROから中国へスタッフの派遣を開始した。

WHOはさらに、20日から21日にかけて、在北京国事務所トップのゴーデン・ガレア駐中国代表ら専門家を現地に送り、武漢の病院などの視察や当局者からの聴取を行った。もはや、中国任せにしていられる状況ではなかった。

こうした中、20日には、ついに中国・国家衛健委の専門家チームを率いる鍾南山《ジョンナンシャン》氏がメディアの取材に「人から人への感染は間違いない」と明言するに至る。

CCTVの取材に応じた鍾氏は発言の根拠として、武漢を訪れたことのない広東省の2人が、家族が武漢に行った後に感染した例や、初期の集団感染の舞台となった華南海鮮市場が1日に閉鎖された後も感染拡大が続いていることを挙げた。中国側も、それまでの停滞が事態を悪化させたことに気づいたか、動きが活発になっていた。

WHO本部もこの日、一連の流行がPHEICに相当するか否かを協議するIHR緊急委員会を22日に開催すると発表している。

新型コロナの流行がＰＨＥＩＣを判断する段階にまで来たという事実はきわめて重要だが、この日は鍾氏の「人から人」発言のほうがより大きく、より前の位置で報じられた。緊急委開催は、電子版を含む新聞各紙の記事の少なくとも主見出しでは言及されていない。

何もまだ決まっていない会議の開催日程よりも、発言のほうが重要なのは当然なのだが、北京発の重要ニュースのほうがジュネーブ発の重要ニュースより大きく扱われる普段の傾向も作用したように見える。逆に、北京あるいはワシントンで重要会議の開催が決まった日に、テドロス氏が発言したとしても同じ序列だっただろう。このあたりの問題と考察は後章で詳述したい。

ようやく緊急委を開催

だが、ここまでの局面に至っても、ＷＨＯ側は「人から人」を完全には認めることができなかった。

２０２０年1月21日には、新型コロナ流行に関する最初の状況報告（Situation Report, sitrep）を公表したが、この日までの中国、タイ、日本、韓国での感染者数やＷＨＯの指導状況をまとめたもので、人から人に関しては記述がなかった。[*7]

一方、WPROはこの日のツイートで、保健従事者の感染があったことを理由に「少なくともいくつかの『人から人』感染があったのは明らかだ」と投稿した。SNS上というややくだけた場で、「少なくとも……」の断り付きではあるが、WHO側が「人から人」感染についてエビデンスをもって認める情報発信だった。翌22日には、WHOが20、21日に武漢に派遣した専門家の調査団が「『人から人』感染が起きていることを示唆するデータがある」との声明を発表した。だが、いずれも発信力の弱いメッセージにとどまり、流れを変えるものにはならなかった。

WHO本部は、武漢派遣団の報告書を21日に発表したが、「『人から人』感染の全体像を把握するにはさらなる調査が必要」という煮え切らない言及にとどまった。

この時点で、下駄《げた》はWHO本部に預けられていた。発生国の中国はすでに責任者が「人から人」を確信した発言をしている。専門家や地域事務局もあると言っている。後はジュネーブ側がそれを追認するだけのはずだが、そこに踏み切れなかった。

22日の緊急委もそうだった。ここでも結論には至らず、延長戦に入った翌23日も意見がまとまらなかった。

両日の委員会は、現地時間の正午から午後にかけて電話会議方式で開催された。IHR第49

条には「会合は電話会議やテレビ会議、電子通信を含めることができる」とあり、電話会議もまた条文が認めた正規の会合である。委員会は、世界各地を代表する専門家の委員と助言役で構成され、この日は15人が出席した。

23日の会合の後に公表された委員会声明[*8]によると、一部の委員から「(宣言は)時期尚早」との意見が出て、結論に至らなかったという。併せて公表されたテドロス事務局長の報道声明は「PHEICかどうかについて意見が分かれた」と総括、「中国では緊急事態だが、まだ世界規模の緊急事態ではない。依然として、そうなるかも知れない状況にはある」との見解を示した。

テドロス声明は、その理由として、WHOのリスク評価では、中国でのみリスクが「非常に高い」で、世界全体や地域のリスクは「高い」であること、亡くなった人のほとんどは高血圧、糖尿病、心血管疾患など免疫系の低下につながりうるほかの病気があったこと、重篤な症状を引き起こし、死に至る可能性があるが、ほとんどの人にとっては軽症であること――などを挙げた。

今から見ると、中国とほかの地域とのリスク評価の差を除けば、私たちがよく知っているコロナの特徴そのものである。データとしてはわかっていても、国際保健や公衆衛生の観点からそれをどう評価し、世界にどう伝えるかという点で適切な決断ができないと、こういう結果を招くのだということがよくわかる。

その間にも感染は次第に広がり、死者も増えていった。中国では23日午前から、この年の春節連休が翌日から始まるのを前に、武漢全域で航空便や列車、高速道路などの交通を停止する事実上の封鎖が始まっていた。

それにしても、PHEIC宣言は時期尚早だというなら、ほかに何かしようという発想はなかったのか。これだけの事態が進行しているのだから、何もしないで先送りではあまりにも無能過ぎる。

なぜ声明の詳細を報じないのか

実は、宣言見送り以外の情報発信はあった。

千数百語ほどの委員会声明には、中国に加え、タイ、日本、韓国、シンガポール（この時点では疑い例）にまで広がった感染状況の報告と、WHO、中国、ほかの国々、国際社会のそれぞれに向けた助言が併せて掲載された。

世界のメディアは、PHEIC宣言ばかりを期待して待っていたために、結論に至らなかったWHOと委員会の煮え切らない対応を批判するばかりで、声明のほかの部分に言及しなかったが、ここには興味深い情報が多く含まれていた。

いずれも中国当局の報告をもとにしてはいるが、まず、感染者557人のうち死者が17人で死亡率4％。重症化率は約25％。1人の感染者が平均して何人にうつすかの目安である「基本再生産数（R0）」は1・4～2・5とした。世界に向けて発信された声明で初めて、後々も繰り返しメディアや論文などで使われるようになるコロナの基本的な指標値が登場したのである。

本来、流行初期の限られた地域集団の数字の取り扱いは慎重にすべきだが、死亡率に関しては、流行が世界に拡大した2020年3月頃の世界平均（3～4％）とあまり変わらず、ある程度の状況を反映したものと見ることができる。

WHOが一般向けQ＆Aなどで用いる季節性インフルエンザの死亡率は0・1％未満で、新型コロナの死亡率のほうがかなり高いことがわかる。同じコロナウイルスの感染症でもSARSは10％前後、MERSに至っては35％前後と高く、その違いもわかる。

一方で、基本再生産数は、感染力が強い麻疹《はしか》は12～18、季節性インフルエンザは2前後とされる。この時の数字で見ると、ほぼインフルエンザ相当の感染力があるということになる。SARSは3前後、MERSは1未満と季節性インフルよりも低い。

これら公開情報に基づけば、季節性インフルと同等の感染力を持ち、ＳＡＲＳやＭＥＲＳほどではないにせよ季節性インフルよりもかなり死亡率の高い新興感染症ということになる。先行きが心配ではあるが、判断に迷う微妙な要素もある。しかも、事態が進行中なうえに判断材料が不足し、今の情報がどれだけ信頼できるかもわからない。

この時までにＰＨＥＩＣは5回宣言されている。09年4月に新型インフルエンザＨ１Ｎ１、14年5月にポリオ、同年8月に西アフリカでのエボラ出血熱、16年2月にジカウイルス感染症(ジカ熱)、19年7月にコンゴ民主共和国でのエボラ出血熱の各流行に対してである。

「ああ何か覚えているな」という感染症もあるかも知れないが、必ずしも大きな騒ぎになった感染症ばかりではないだろう。それに、ＰＨＥＩＣ導入後に流行したＭＥＲＳは含まれていない。宣言しなくてもいいようにも見えるし、宣言するにしても、ハードルはそこまで慎重になるほど高くないようにも思える。

ＷＨＯ側は、新型コロナの感染症としての基本データを世に示すことで、国際社会の受け止め方を問いたかったのかも知れない。むろん、下駄を預けられたのはＷＨＯであって、国際社会にさらなる判断を仰いでいる場合ではないことは承知のうえでの話だ。

コロナ禍によって感染症に対する知識がかなり普及した今であれば、委員会声明の基本データをもとにさまざまな科学的な論評もできるだろう。だが、この時、日本に限らず世界のメディアは、WHO側の判断先送りに失望し批判するだけの論調にほぼ終始した。しかも、さして大きくは取り上げなかった。

確かに、当時はまだ武漢発の「新型肺炎」として扱われ、詳しいことがあまりわかっていない段階だった。基本データを提示されたところで、「この新興感染症をどう扱うべきか」という程度問題を議論するには、情報量もその信頼性も乏しかった。それでもなお、今になってみれば、この時の声明はもっと掘り下げてもよかったと感じる。

死亡率、基本再生産数、過去のPHEIC宣言例、データの信頼性、IHRの仕組み——。この時点で、これらをもとに分析したり、論じたりすることができていれば、後々指摘される2月の「失われた月」（第四章参照）は回避できたかも知れない。自分たちも含めた反省点である。

宣言見送りは中国側の情報不足か

では、緊急委員会で意見が割れたのは、どんな事情からだったのか。中国への忖度《そんたく》はなかったのか。

当時の緊急委の現場を知る関係者によると、この時の中国側の説明は「かなり情報が不足し、はっきりしないものだった」という。複数の委員から、より詳しいデータを出し直し、改めて会を仕切り直すよう求める意見が出たという。

中国では専門家チームを率いる鍾氏が２０２０年1月20日に「人から人」感染についてかなり断定的に発言し、緊急委を開催していた23日には武漢の事実上の封鎖まで実施していた。にもかかわらず、その重要な判断の理由や状況の説明が不足していたというのである。

23日の会合は、ジュネーブ時間（中央ヨーロッパ時間、ＣＥＴ）で正午から午後3時10分まで行われた。武漢の事実上の封鎖は中国標準時（ＣＳＴ）午前、ジュネーブの未明には始まっており、会合が始まる前にはＷＨＯ側もほかの出席者たちもわかっていたはずだ。

緊急委の出席者は鍾氏ではなかったが、電話会議なのだから、「飛行機に搭乗していて封鎖を知らなかった」ということにもならない。都市交通を止めるには、それなりの緊急性と判断があったはずで、ほかの委員が納得しない説明しかできないというのは、中国側にどこか情報の公開を抑えたような側面があったのではないだろうか。不利な情報を出す代わりに情報を抑えてしまえば、たとえ一時的でもＰＨＥＩＣの宣言を回避できる。

声明の助言でも、中国に対しては、国、省、市の各階層での危機管理の体制と状況について、より詳しい情報を提供するよう求めた。焦点となっている「人から人」感染の実態解明やウイルス発生源の調査についても、WHOなどと協力して進めるよう促している。

助言はまた、WHOに対しても、PHEIC宣言の判断に迷うような状況に直面した場合に、PHEIC未満の中間的な警告を可能にする繊細なシステムを検討する必要があるとも指摘している。後になって批判や混乱が起きることを考えれば、PHEICか否かの二者択一の判断を迫られたり急《せ》かされたりするだけになるよりも、多少なりとも警告を出せるほうがましかも知れない。

多くのメディアがほとんど相手にしなかったこの日の委員会声明には、多くのメッセージが込められていたのである。

感染は4大陸に拡大

事態はじわじわと拡大を始めていた。

武漢で始まった謎の新型肺炎がなにやら心配そうだと人々が意識し出したのは、このあたりからではないだろうか。それでもかなり早いほうだ。

日本の新聞が新型肺炎のニュースを一面に載せ出したのが、2020年1月20日頃からだった。その後数日で武漢の事実上の封鎖・移動制限、WHOの緊急委開催と続き、ただごとではない空気が漂い始めた。21日には東京株式市場でも「企業活動に悪影響を及ぼすとの懸念」（1月22日付読売新聞朝刊一面）が広がり、日経平均株価の終値は4営業日ぶりに下落した。この頃から、日本の関係閣僚会議や閣僚の記者会見での関連発言も一面に載るようになった。海外の感染症の話題ではなくなり、日本の政治や経済にも影響が及び始めていた。

それでもまだ、流行の舞台はよその国であって、自分たちは大丈夫という不思議な安心感もあった。近隣の東アジアと異なり、日本はSARSもMERSも流行していない。政府も「上陸する直前」を意味する「水際」を強調していた。23日の委員会声明の数値は、直後には報道もされなかったし、その数値を知ったところで意味を理解できる人はそう多くなかった。それも信用できるかがまだわからなかった。「ただの風邪」か、風邪は風邪でも「最凶の風邪」か、その値踏みすらおぼつかなかった。

過去にもあった新興感染症の一つにはなるとの予想はできても、これまでの経験からすると、それが日本にまで及ぶ実感がほとんどない。世界をこれほどまでに巻き込む事態になるとは、この時点でも予想できなかった。

そうしているうちにも、米国（21日）、フランス（24日）、オーストラリア（25日）と、アジア以外でも感染者が確認されるようになった。表面化してから1カ月も経たない間に五輪旗の4つの輪（アジア、欧州、アメリカ、オセアニア）に感染が広がったのだ。

24日には、WHOが新型コロナに使用する治療薬候補の優先度について、非公式協議を開始した。事態を深刻に受け止める声が次第に強まっていた。

WHOでは、テドロス氏自身が訪中し、習氏らから直接事情を聴くことになった。これまで、報道陣には中国当局からのさまざまな情報が流れるが、WHOに公式に伝わらない状況が繰り返されている。年末の武漢クラスターがそうだったし、22、23日の緊急委員会の場で中国側が取った態度もそうだった。訪中の本来の目的は、そうした情報の目づまりを解消するためにも北京側の真意を問うことのはずだ。そうあるべきだった。

が、ここで浮上してきたのが「中国に配慮して、武漢発の新興感染症をPHEICとして扱うことを躊躇《ちゅうちょ》しているのではないか」との見方だ。まだ多くの日本のメディアで「新型肺炎」と呼ばれていた新型コロナがPHEICと見なされれば、経済やテクノロジーの分野で近年台頭めざましい中国にさまざまなダメージを与えることになる。そこにWHO側、とりわけテドロス氏が配慮しているのではないかという外からの臆測である。

突き詰めれば、彼の真意や事の真相はわからない。筆者の取材に応じた緊急委の関係者たちは決して中国を高く評価したり、同情したりしてはいなかった。むしろそのはっきりしない対応に戸惑っていた。だから、「中国の情報不足」を理由に会合の仕切り直しを求めた。入手できたデータに基づく可能な限りの助言を世界に発信したのも、受け手のメディア側が消化しきれなかっただけで中国擁護の言い訳とは違った。

でも、肝心のテドロス氏が中国への配慮を念頭に置いているのであれば、経緯がどうであれ、最終的な意思決定はその影響を受けてしまう。こうなると、テドロス氏の言動から、真意とは言わないまでも、その意味や狙いを探る必要がある。

北京会談、圧倒的な政治力の差

テドロス氏は2020年1月27日に北京入りし、翌28日の習氏らとの会談に臨んだ。WPROの葛西健《かさいたけし》地域事務局長やWHOで緊急事態対応を統括するマイク・ライアン氏も北京入りし、行動をともにした。彼らWHO訪中団は、習氏のほか、王毅《ワンイー》外相、国家衛健委の馬主任とも会談した。

習氏とテドロス氏の会談は、海外要人との会談に使われる北京・天安門前の人民大会堂で行われた。

着席した二人の後ろには、水墨画のような奇岩の景観で知られる世界遺産、武夷山《ウーイーシャン》を描いた巨大な絵が飾られている。武夷山の威容を背に、習氏は新型コロナを「魔鬼（悪魔、化け物）」とたとえたうえで「我々は、魔鬼を隠れさせない」と拡大阻止を明言、「WHOと国際社会が公正かつ冷静で理性的な評価をすると信じる」と述べた。つまり、過度な評価をしないよう、PHEIC宣言に向かう動きを牽制《けんせい》したわけだ。テドロス氏は「科学と事実に基づいて判断する」と応じ、PHEICに慎重な姿勢を示した。

習氏の発言にあった「公正かつ冷静で理性的（中国語で『公正、冷静理性』）」という表現は、ニュース映像でもおなじみの華春瑩《ファチュンイン》中国外務省報道局長らがその後もコロナ対応をめぐって使っている。トランプ政権などの批判に対して、根拠のない感情的なものだと印象づけるための常套句である。少なくともトランプ氏に関しては当たっている面もあるので、反論の道具としては効果があると見ているのだろう。

テドロス氏はこの日、王氏との会談で「自国民の中国からの避難を希望している国があるが、WHOはこれを支持しない」と発言したと、中国外交部（外務省）のウェブサイトが発表した。[*9]現状は落ち着いていて自国民の避難をさせるのは過度な反応だ、と国際社会に訴えたという。発表内容は、新華社や海外の通信社などが報じている。

この日の夜、武漢市などに在留する日本人を緊急帰国させるため、日本政府のチャーター便が羽田空港を飛び立った。会談はそんなタイミングで行われた。日本だけでなく、米国やフランス、韓国などでも同様の動きが出ていた。

この時期、中国政府は必ずしも各国の自国民避難に反対していたわけではなかったようだ。しかし、「各国政府による撤収が相次げば、中国政府が事態を制御できていないとの印象を国内外に与えかねないとの懸念がある」（1月30日付読売新聞朝刊三面）との見方もあった。テドロス発言をこの象徴的な日に利用したことになる。

翌29日になってから、ジュネーブの国連欧州本部「パレデナシオン」で開かれた記者会見で、テドロス氏はこの件について、「避難の判断は各国次第だが、それで感染が持ち込まれたら、自分たちで対応しなければならなくなる」との見解を述べた。

中国外交部発表と微妙にトーンが違う。こちらの見解だと、国を超えた感染拡大のリスクを避ける観点からの注意喚起だということになる。

会談当日から軌道修正したのかも知れないが、自国民避難は各国の判断との立場を取り、「過度な反応」というような批判はしなかった。WHOは会談直後に北京発で発表した28日付報道資料[*10]でもこの件に触れなかった。中国外交部の発表を否定していないので、報道資料にないだけで、テドロス氏は同趣旨の発言か、先方の発言に対する同意をしていたのかも知れない。たとえそうでも、ニュアンスはかなり違うように思われる。

いずれにせよ、中国外交部の発表は、淡々と会談内容を伝えたというよりは、暗に日本などの動きを牽制したものに映る。真意はどこにあったにせよ、一連の報道により、テドロス氏が中国を利する発言をしたと国際社会に受け止められた。

事務局長は絵文字ツイート

そんな折も折、会談を終えたばかりのテドロス氏は「中国が流行対策に真摯に取り組み、透明性を実証した」と高く評価したうえで、中国との緊密な連携を進める方針を自身のアカウントからツイートした。[*11]

習指導部がメディアをうまく利用して発信したのに対し、WHO側の早速の発信が本部公式ではなく事務局長の個人SNSというのは、両者の関係性や位置づけを象徴的に示している。

しかもスクリーンショットを見ればわかるように、中国国旗とはいえ、絵文字を使ったツイートというのは国際機関のトップの発言としてもどこか軽い。文字数を減らす以外のプラス効果がない。自身の認証済みアカウントからだとしても、公文書的な観点からすると何とも危う

Today I met with Xi Jinping, President of #China, in Beijing to discuss next steps in battle against the new #coronavirus outbreak. @WHO appreciates the seriousness with which 🇨🇳 is taking this outbreak & the transparency authorities have demonstrated. bit.ly/2O69bPw
ツイートを翻訳

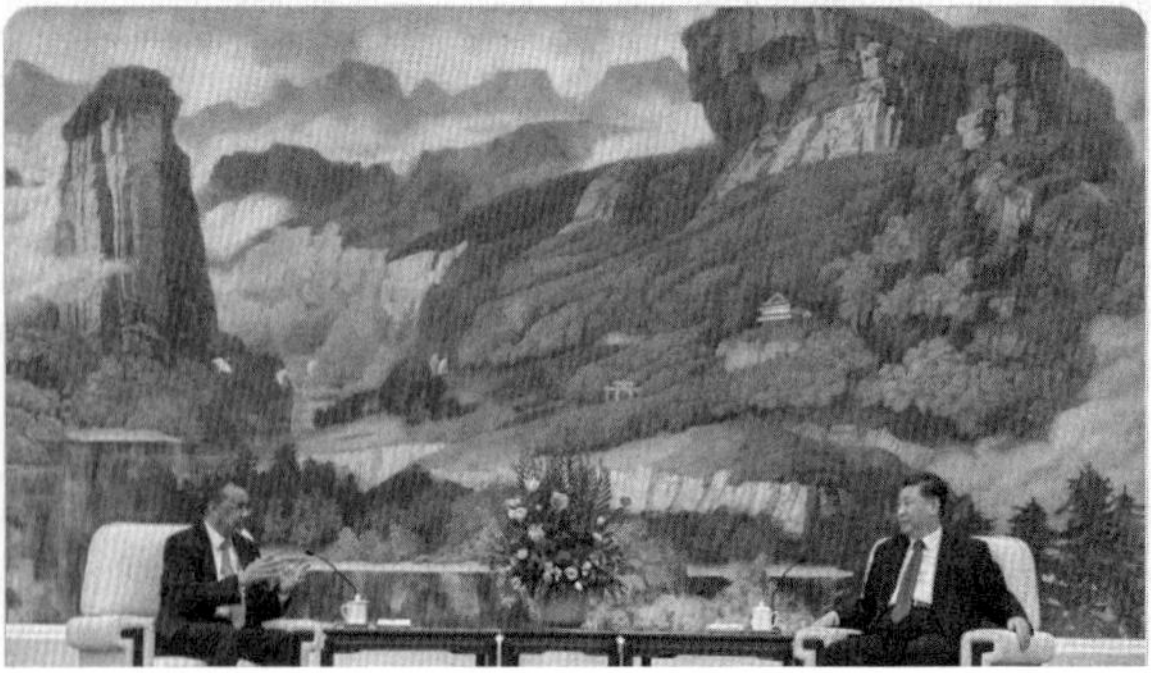

テドロス氏のツイート（2020年１月29日）

い印象がある。もちろん、ツイートを駆使する各国首脳も国際機関のトップも多数いるわけだが、事態の緊急性やタイミング、さらには自身の置かれている状況を考えると、違和感がぬぐいきれない。結局は、このあたりにテドロス氏の意識や脇の甘さが出ているように思える。

ＷＨＯは前述の北京発の２０２０年1月28日付報道資料の中で、先のツイートにもあった中国との緊密連携と情報共有を進めていく姿勢を改めて示し、「中国の流行に反応して取った行動、ウイルス特定の速さ、ＷＨＯや各国との情報共有の公開性を高く評価する」

と明記した。これはＷＨＯの本意なのだろうか。この3点を列挙されると悪い冗談か皮肉にも聞こえてくる。

特に3番目の公開性（openness）は、国際社会だけでなく、ＷＨＯの職員や緊急委の専門家たちはどう感じただろう。情報隠しが疑われ、通報の遅れも自分たちで経験し、少なくとも筆者の取材に対して、現場を知る者は22、23日の緊急委での煮え切らない様子を語っているというのに……。

テドロス氏＝ＷＨＯが持ち上げたのは、当初から情報を出し渋っていたように見える中国からの協力を担保するための妥協または取引のようなものなのかも知れないが、重要な要素が自らの発言の8～9割方を占めていたとしても、こうしたわずかな違和感や疑問点がメディアの目には留まる。結局、「中国寄り」や「判断のまずさ」を批判するための標的になってしまう。ＷＨＯの事態管理チームが任務の一つとして掲げるリスク・コミュニケーションとしては失敗だろう。本部の事態管理チームは、これが正解だと思ったのだろうか。

この後、テドロス氏は、先にも触れた翌29日の記者会見で訪中の成果を報告し、この中で「感染者の増加と中国国外での『人から人』感染のエビデンスを深く懸念している」と述べた。ようやく「『人から人』感染のエビデンス」である。しかも、事態は中国国外に広がっていた。

記者会見によると、前日の報道資料で「４５００人超」としていた世界の感染者は６０６５人に達していた。このうち中国が全体の99％にあたる５９９７人で、ＳＡＲＳ流行時の５３２７人を超えた。死者数は約２％にあたる１３２人。急激な感染者の増加が起きていた。感染が確定する前の疑い例も28日だけで３０００人を超した。

中国国外の感染者は68人とまだ少なかったが、「人から人」感染が起きている以上、「はるかに大規模な流行が起きる可能性がある」と懸念を示し、国際的な専門家を中国に派遣して対応にあたらせる方針を示した。

テドロス氏はこれらをひと通り述べたうえで、「その結果、ＰＨＥＩＣの判断に関しての助言と世界の人々を守る最善策についての勧告を得るため、緊急委員会を改めて招集することにした」と明らかにした。

改めての招集は避けられなかった。それを見越しての訪中だったはずだ。だが、その予想以上に事態の進展が速く、展開も読み切れない。メディアだけでなく、各国の政府も人々も不満を募らせていた。日本政府からも「ＷＨＯの動きが感染拡大のペースに追いついていない」（１月30日付読売新聞朝刊三面）と批判の声が上がっていた。

ようやくPHEIC宣言

２０２０年1月30日、会合としては2回目、23日の延長戦もカウントすれば3日目の電話会議が開催され、緊急委は「新型コロナウイルス感染症はＰＨＥＩＣの基準を満たしている」との合意に至った。ディディエ・ウサン委員長が記者会見で明らかにしたところによると、「ほぼ満場一致」での合意だったたという。[*12]

テドロス氏は、緊急委によるＰＨＥＩＣ認定の助言を受け、「新型コロナはＰＨＥＩＣを構成する」と国際社会に向けて宣言、その旨は委員会後に発表された声明に明記された。「時期尚早」との声も出て意見が割れ、中国の説明不足に対する不満も漏れた前回から大きく転換した。これはこの間の感染者の急増に加え、各国の政治家やメディアからの批判を踏まえたものだ。

ＩＨＲ第1条（定義）は、ＰＨＥＩＣの基準として（1）疾病の国際的拡大により他国に公衆衛生リスクをもたらすと認められる事態（2）潜在的に国際的対策の調整が必要な事態――と定義している。

法文独特の言い回しもあって少し難しくなってしまい、混乱する面があるので、改めて説明をしておきたい。ＰＨＥＩＣに関しては、これまでもＩＨＲ第6条（通報）で規定される「あらゆる事象」について触れてきた。これは、ＰＨＥＩＣになりうる事象、つまりは「ＰＨＥＩＣ候補」だった。加盟国には、候補として通報してよいかの評価（アセスメント）と、そこでの判断から24時間以内の通報などが義務付けられていた。

緊急委では、そうした「候補」がＩＨＲで定義されたＰＨＥＩＣの基準に見合うかが話し合われる。

各委員は機密保持契約を交わしており、会議は公開されない。その内容は、事後に発表される声明と記者会見での質疑、さらには、取材源の秘匿を前提とした関係者への非公式取材などを通じて明かされることになる。

午後1時半から始まった30日の緊急委は5時間余り続けられ、終了した頃には、8時間の時差のある日本では日付も変わり、東京に拠点を置く全国紙の最終締め切り時間も過ぎていた。各紙は31日の夕刊一面でようやくの宣言を伝えた。

委員会後の声明[*13]によると、すでに中国国内で７７１１人の感染が確認され、１３７０人が重症、死者は１７０人にのぼっていた。疑い例も急激に増えていた。中国以外での感染者も18か国で83人に増え、大半は中国への渡航歴があったが、渡航歴のない感染者も7人含まれていた。中国以外の少なくとも3か国で「『人から人』感染があった」と認定された。

中国で爆発的に感染者が増え、それが周辺国などへ次第にあふれ出しているような状況が見て取れる。IHR第1条の基準を満たすのは明らかだ。この1週間で感染者数も死者数も中国以外で感染が認められた国の数も一桁増えてしまったのだ。

暫定的勧告で求めたもの

IHR第15条は、PHEICの際に、国際的な流行拡大の防止や抑制、さらには各国が独自に封鎖や通行制限を実施して国際交通を不要に阻害してしまうのを避ける目的で、旅行や郵便、貨物の国際移動などに関する「暫定的勧告」をWHO事務局長が行うと規定している。暫定的勧告は「時限的に特定の危険に適用するために発する非拘束的な助言」と規定されているので強制力はないが、国際的に尊重すべきルールとして運用される。

今回も「暫定的勧告」が出ている。条文からすると、何らかの渡航制限のような印象があるが、必ずしもそうとは限らず、ここでは前回の緊急委での声明と同様に、WHO、中国、各国、国際社会に対して出されたさまざまな助言を暫定的勧告としている。

渡航制限に関しては「今ある情報に基づけば、いかなる旅行や貿易の制限も推奨しない」とした。不要な阻害を避けようという暫定的勧告の趣旨からして、国境封鎖などによる混乱を避ける意味があった。

こうした条件下でも、各国が独自に勧告内容を上回る保健上の措置を講じることはＩＨＲ第43条で認めている。特に渡航者や物品の入国拒否といった「国際交通を大幅に阻害する措置」を実施する場合は、ＷＨＯに48時間以内に報告し、科学的根拠などの判断を仰ぐことで可能となる。

つまりは、渡航禁止や入国拒否も手続きさえ経ればできてしまうわけだが、緊急委のメッセージとして、制限しない方向に振ったということなのだろう。それで良かったかどうかは、後述する別の議論となる。

中国に対しては、流行の拡大、防止、予防、封じ込めについて常に国民に情報伝達するための包括的なリスク・コミュニケーション戦略の実行、中国全土でのサーベイランス強化、衛生対策、医療従事者の感染回避――などを求めた。

新型コロナウイルスの宿主動物、起源も特定されていない。ＳＡＲＳ、ＭＥＲＳなど過去の類例から見て野生の哺乳類由来の可能性が高いとは見られていたが、起源特定を急ぐことも勧告した。

このほか勧告は、前回声明の助言に引き続き、ＰＨＥＩＣか否かだけではなく、その中間的な状況を答申するような選択肢も検討するよう改めて求めた。これは後のＩＨＲやＷＨＯ改革をめぐる一つの争点となった。

緊急委はまた、暫定的勧告とは別に、声明の「結論」の部分で「当委員会は、各国が今回の感染症を早期に発見し、患者を隔離して治療し、接触を追跡し、リスクに見合ったソーシャル・ディスタンス（社会的距離）を保つ対策を取れば、ウイルスの拡散を阻止することは依然として可能であると信じる」と述べている。

接触追跡、社会的距離……。後々、流行語にもなるこれらは、ＰＨＥＩＣが宣言された時点で言及されていたのである。日本のメディア上で、例えば、ソーシャル・ディスタンスが登場するようになるのはおおよそ2カ月後である。こうした見解を踏まえ、各国の政治家や当局者、日本の専門家会議などが用いるようになっていったのだ。

緊急委後の記者会見で、テドロス氏は、暫定的勧告を以下の7条件に要約し、自身の対処方針とした。

- 渡航や貿易を不必要に妨げない
- 保健制度が弱い国の支援

- ワクチン、治療法、診断法の開発加速
- 噂や誤情報の拡散との闘い
- 感染の特定、隔離、治療、予防に必要な資源の評価と準備
- データ、知識、経験の共有
- 流行に対抗する唯一の手段は、すべての国が連帯と協力の精神で結集すること

テドロス氏はまた、「(宣言は)中国に対する不信任決議ではない」としたうえで、「国外への感染拡大を抑え込むのに多くのことをなしてきた。中国の努力に敬意と感謝の意を示したい」と述べた。訪中の感想として、「中国の透明性と世界の人々を守る姿勢に疑いの余地はない。(習政権の)指導力を目の当たりにした」と持ち上げた。

当時は感染者の99%が中国国内ではあったが、中国以外の国の感染も急速に増えていた。そこから約1年で世界の1億人以上が感染する歴史的パンデミックに発展したことを踏まえた未来からの視点だと、ここでは中国の「名誉回復」とは別のところに時間を割くべきだった。先の7条件など総論的には正しく、その後の道筋を付けた要素も多くある。だが、この日の会見のうち、半数が中国に関する内容で、大半が訪中時の印象に基づく〝中国上げ〟だった。

自身は会見冒頭のスピーチで「おそれではなく事実、流言ではなく科学、差別ではなく連帯」と強く訴えた。ならば、ここまで事実にも科学にも基づかない、ただの印象や感想で中国を持ち上げる必要があったのだろうか。国際的に高まる中国批判や差別的感情を少しでも和らげたかったか、あるいは、それを中国側からも強く要請されていたか……。それにしても、あまりにバランスを欠いていた。

この日の記者会見は、テドロス氏が「中国寄り」であることを国際社会に強く印象づけただけだった。こうした見方は、WHOという組織に対しても向けられることになる。その意味で、ここでもリスク・コミュニケーション失敗であった。

「緊急事態」だけに集まる注目

PHEIC宣言は日本を含む各国の判断に影響を与えた。安倍政権（当時）は宣言を受け、当初2020年2月7日に予定していた、新型コロナウイルス感染症を感染症法上の「指定感染症」と検疫法上の「検疫感染症」とする政令を、1日に前倒しして施行することを決めた。

指定感染症に対しては、患者の強制入院や就業制限が可能となる。検疫感染症は「国内に常在しない感染症」と扱われ、空港や港で感染が疑われる入国者に対し、検査や診察を指示できる。指示に従わない場合は罰則の対象にもなる。

安倍政権はまた、過去14日以内に中国湖北省での滞在歴がある外国人と同省発行の中国旅券を持つ者は、特別な事情がない限り入管法に基づき入国を拒否する方針もここで打ち出し、2月1日から運用を開始した。

同様の運用は、ほかの国にも広がった。

米国務省はPHEIC宣言を受け、1月30日付で中国全土への渡航について最高位のレベル4（渡航禁止）に引き上げた。その後、3月19日には、地球規模での感染拡大を理由に全世界をレベル4に引き上げ、すべての国民の海外渡航を禁止とした。

オーストラリアも2月1日付で中国本土への渡航や滞在外国人の入国を禁じ、シンガポールも同日、過去2週間以内に中国本土に滞在した外国人の入国・通過の禁止などを実施すると発表した。中国外交部によると、1月末の時点で62か国が何らかの入国制限措置を導入した。

いや、何かおかしい。

結局、暫定的勧告やテドロス氏の7条件で渡航や貿易を不必要に妨げないよう訴えても、PHEICの「国際的に懸念される……緊急事態」という看板ばかりが重視され、「国際交通を大幅に阻害する措置」が世界に広がってしまったことになる。

1月30日の緊急委後の記者会見では、テドロス氏も委員長のウサン氏もこうした措置を取らないよう繰り返し主張していた。特にウサン氏は、「査証拒否や国境封鎖などをする国は、なぜそんな決定をするのか、どんな科学的な根拠があるのか」と問い詰めるような口調で批判していた。

そもそも、各国による国境封鎖や渡航禁止の乱発で旅行と交易を混乱させないのがＩＨＲの目的だ。勧告も原則論に従ったまで、ということにはなる。これまでＷＨＯやＩＨＲにさほど関心がなかった人からすると、「なぜそんなおかしな規則なのか」という違和感がぬぐいきれないのはわかるが、これには歴史的経緯がある。第七章で詳しく触れるが、過去のＰＨＥＩＣ宣言ではこんなことがあった。

勧告に従わない渡航禁止で危機に

２０１４年8月8日に西アフリカでのエボラ出血熱流行に対して宣言された際、「国際的な交通や貿易を禁止すべきではない」との暫定的勧告を出したにもかかわらず、40か国以上が渡航禁止などの追加措置を取った。結果、発生国とされたリベリア、ギニア、シエラレオネでは8月下旬時点でほとんどの航空便が運航を停止、海路を絶たれて石油製品なども供給が困難になるなど孤立した状況になり、経済ばかりでなく医療支援までが支障を来すほどの窮地に立たされた。

3か国の大統領は8月29日付で当時の潘基文《パンギムン》国連事務総長に連名の書簡を送り、「事実上の経済制裁と禁輸措置に直面している」として、医療の確保や発生国への社会的、経済的な支援を訴えた。[*14] この書簡は翌9月には国連安全保障理事会に回付され、各国にIHR順守と、発生国の経済影響などを回避するための支援と理解を求める安保理決議2177が9月18日に採択された。

翌年5月の世界保健総会に提出されたエボラ暫定評価委員会の報告書は、当時の各国の措置について、「IHRは国際交通を著しく妨げる措置に制限を課しているが、これらの措置をWHOに通知した国はほとんどなく、適正化を求めてもそうする国はほとんどなかった」と指摘した。

これらの背景を考えると、今回の対応が原則に忠実で制限に慎重な側に振れたとしてもおかしくはない。

14年8月以降のPHEICは、中南米などで流行したジカ熱（16年2月）とコンゴ民主共和国のエボラ（19年7月）である。どちらも暫定的勧告で「渡航や交易の制限はすべきでない」

と各国に求めた。

ジカのPHEIC宣言から5週間後の16年3月8日に、当時のマーガレット・チャンWHO事務局長が緊急委の追加助言に基づく勧告として、妊婦が発生国に渡航しないよう求めたことはあるが、その時でさえ、「旅行や貿易の包括的な制限はすべきでない」と念を押している。基本的にPHEIC時の勧告では、安保理決議2177などを踏まえ、このような姿勢を取ってきた。

むしろ、これまで「すべきでない」という助動詞 should と否定の no を組み合わせた強調表現を使ってきたのに、今回は「推奨しない（not recommend）」と単なる否定形にした分、突き放したというか、押し出しが弱まったようにも感じられる。

この時の宣言をめぐっては、こうした文脈を考慮せず（あるいは知らず）、「対中忖度」などと報じたメディアもあったが、渡航や貿易の制限に消極的なところだけを取り上げて決めつけるのはミスリードだ。確かに、中国はPHEICによって西アフリカの国々のようになることをおそれたかも知れない。これまでのWHO側の対応にも「中国寄り」と言われても仕方ない状況があったのは否めない。だが、この件に関しては前例を踏襲したに過ぎない。

あまり結論を急ぐと、仮にそれが当たっていたとしても建設的な議論にならず、真相を見抜くための解像度が落ちる。この件に関して批判するところがあるとすれば、対中忖度の可能性よりも、それがこの時点の判断として適切だったのかという点ではないだろうか。

従わなくていい勧告とは？

これだけ中国で突出して感染が拡大し、それが海を越えて広がり出したのだから、各国が中国への渡航や中国滞在者の入国を制限するのも当然だ。

結局は五輪旗のすべての輪、すなわち南極を除くすべての大陸に流行が拡大した。何の手だても確たる情報もないままに移動を野放しにしたら、急速な感染爆発が起き、より早い段階で医療崩壊がもっと広く深刻な形で起きていたかも知れない。外出制限やマスク義務化には反対でも、この時に各国が実施した渡航制限には大きな反発は起きなかった。

果たして、勧告で念を押してまで渡航制限を抑える必要はあったのだろうか。本来の趣旨はそうでも、そして、過去の教訓や安保理決議があるにしても、前々回のジカ熱のように、妊婦という条件付きながら渡航自粛を求めたこともある。事態を勘案し制限側に振った勧告をしてもよかったはずだ。各国が独自に渡航制限をしたのは決して身勝手な振る舞いとは言えない。それでも、パンデミックは避けられなかった。多くの国で混乱が長期化している。

だが、そうなると最終的に、ＷＨＯとは、ＩＨＲとは、勧告とは何なのか――という疑問にぶち当たる。

先にも触れたように、勧告を超えた制限は可能だが、実施の48時間以内に科学的根拠をもってＷＨＯに通知する義務がある。今回はそれまでと異なり、緊急委声明の最終段落にその旨を規定したＩＨＲ第43条の内容が記されている。ＩＨＲの手続きの厳守を念押ししたわけだ。

２０１４年のエボラの時と順守状況はどれだけ変わっただろうか。

程度あるいは悪質度の違いはあれ、中国がＩＨＲの義務を履行しなかったようにほかの国も勧告を守らなかったのであれば、中国を批判できない。一方で、勧告もＩＨＲも努力目標のような役割しか果たさないから、こんなことになってしまう。

詳細にわたって言うことを聞いたら間違いかも知れず、言うことは聞かなくてもいい。ただ、口実やお墨付きとして利用したいので、ないと困る――。こんな都合のいい話があるのだろうか。ＩＨＲとＰＨＥＩＣの制度的な欠陥がここで浮き彫りになったのだ。

COVID-19は「最善策」に準拠

ＷＨＯは２０２０年2月11日、新型コロナウイルス感染症の正式名称を「ＣＯＶＩＤ-19」

とすると発表した。「2019年のコロナウイルス感染症」を意味する「coronavirus disease 2019」の略称で、COはcorona、VIはvirus、Dはdiseaseから取ったという。

これは、事務局長の記者会見と同日付の新型コロナに関する状況報告（Situation Report）で発表された。新型コロナの状況報告は1月21日から8月16日まで毎日続けていた。10日ほど前にもPHEIC宣言を受け、「2019-nCoV急性呼吸器疾患（2019-nCoV acute respiratory disease）」という暫定名を発表していたが、ほとんど使われなかった。

記者会見の場で、テドロス氏は「コーヴィッド、ナインティーン」と読み上げた。これが正しい読み方である。欧文の縦棒には、ダッシュやマイナス、ヴァーチカル・バー（縦棒）などがあるが、Dと19の間の縦棒はハイフン（-）だそうだ。本書も縦棒を使わずに短い縦書きのハイフンを使っている。

それまでもっぱら「新型肺炎」と呼んできた日本の新聞やテレビは、アルファベットと数字と記号で構成されたID番号のような響きの略称を使うことを好まず、この頃から「新型コロナウイルス感染症」、「新型コロナ」といった言い方が使われるようになった。

感染症名に関しては「武漢肺炎とすべきだ」という声もあり、オンライン上ではあえてこうした表現を用いる言説もあった。トランプ氏は自身が感染した後の選挙集会でさえ「チャイナ・ウイルス」を連呼していた。確かに、今回のパンデミックと比較されることの多い１００年前の「スペイン風邪」や、「日本脳炎」などの例もある。

ＣＯＶＩＤ-19のような訳しようのない名前が付くと、「武漢や中国の名前が付くのを意図的に避けたのではないか」などと、また「対中忖度」を疑う声も出てくるわけだが、公式の疾病名は、ＷＨＯと国際獣疫事務局（ＯＩＥ）、国連食糧農業機関（ＦＡＯ）が共同で15年5月にまとめた「新しいヒト感染症命名のベスト・プラクティス[*15]（最善策）」にのっとっている。

それによると、その目的は「貿易、旅行、観光、動物愛護に及ぼす悪影響を極力防ぎ、あらゆる文化、社会、国家、地域、職業集団、民族集団に不快感を与えないこと」にある。

そこには、

- 出血性、機能不全といった臨床症状
- 症状を引き起こす臓器
- 原因となる病原体の種類
- 若年性、老年などの年齢層や集団
- 急性、一過性、伝染性、人畜共通など時間経過、疫学的特徴、起源に関する記述

・発見年

——といった要素を平易な言葉で、時に適切な略称を使い、極力少ない文字数で、発音しやすいものにするよう例を挙げてルールを示している。ＣＯＶＩＤ‐19は日本人には少しも平易でも発音しやすくもないが、欧文として見れば、これら最善策を実行していることになるのだろう。将来見直す際は、非欧文圏からの観点も考慮してもらいたいものだ。

一方で、地名、人名、職業、動物名などは先に挙げた悪影響や不快感という理由から「使うべきでないもの」として扱われている。

「避けるべき例」として実在の病名も示されており、この中には、ＭＥＲＳに略す前の「中東呼吸器症候群（Middle East Respiratory Syndrome）」や先に触れたスペイン風邪（Spanish Flu）、日本脳炎（Japanese encephalitis）、報告者２人の名前によるクロイツフェルト・ヤコブ病（Creutzfeldt-Jakob disease）、豚インフルエンザ（Swine flu）などが含まれる。これらは命名の経緯にかかわらず、使うことが好ましくないということだ。使い慣れた病名が多く含まれていることに驚くかも知れない。

また、レジオネラ（*Legionella*）属菌（属は種の上の分類）の感染による「レジオネラ肺炎」は

「在郷軍人病（legionnaires disease）」の異名があり、在郷軍人（legionnaire）の部分が避けるべき例として挙げられている。学名表記の原則に基づき、属・種名は斜体字となる。原因菌の学名そのものが在郷軍人にちなんでいるので、最善策として推奨された原因病原体名による呼称にするのは、この場合よいのかという矛盾も生じる。考え方から言えば、少なくとも日本語では、在郷軍人病という職業を含めた呼び方より、語源の意味を感じさせない学名流用のレジオネラ肺炎のほうが好ましいということにはなるだろう。

これらの病名は、避けるべき例に挙げられはしたが、必ずしも名前を廃止、変更する義務があるわけではない。２０１５年５月以降に公式の新病名を付ける場合は、このような基準があるのだから、それにのっとるべきだということだ。

昨今のポリティカル・コレクトネス的な風潮の窮屈さを感じなくもないが、そこは「世界人権の首都」を自認するジュネーブらしさでもある。新型コロナをめぐっても早期からアジア人や患者、医療関係者などへの差別や偏見の問題が指摘されてきたわけで、それに燃料を注ぐような命名が現代においてできるはずがない。命名の５年前から存在するこの原則から考えれば、武漢や中国の名前が付く可能性など端《はな》からなかったのである。

ウイルス名にも配慮

COVID-19の名が発表された2020年2月11日には、それまで「2019-nCoV」と暫定的に呼ばれていたウイルスの公式名「重症急性呼吸器症候群コロナウイルス2（severe acute respiratory syndrome coronavirus 2　SARS-CoV-2）」も公表された。

ウイルスの分類を決める「国際ウイルス分類委員会（ICTV）」の専門家チームがこの日、学術誌に掲載される前の論文を公開する「バイオアーカイブ（bioRxiv）」というサイトに、公式名と分類上の位置づけを示した記載論文を公表した。[*16] PHEIC宣言下という状況から、掲載に向けた手続き（査読）が未了の段階で緊急的に無償公開されたもので、後に正式な手続きを経て、3月2日付のネイチャー・マイクロバイオロジーに掲載された。バイオアーカイブなどの「プレプリント・サーバー」については第六章で詳述する。

ウイルスは結晶化するなど無生物的な側面がある一方で、遺伝子（核酸）を持ち、増殖するという生物的な特性もあるため、生物と無生物との中間的な存在と見なされている。ほかの生物と同様に目《もく》や科などの系統的な分類も行われているが、動物でも植物でも細菌でもないため、命名のルールはそれらとは異なっている。

ＳＡＲＳ‐ＣｏＶ‐２は種名ではなく、種よりもさらに細かく分類された一群のウイルス（株）としての名前である。分類上は、コロナウイルス科に属し、「*Severe acute respiratory syndrome-related coronavirus*（重症急性呼吸器症候群関連コロナウイルス）」という種に含まれる。長いが、種名なのでここだけ斜体字となる。ＳＡＲＳの原因ウイルスである「重症急性呼吸器症候群コロナウイルス（ＳＡＲＳ‐ＣｏＶ）」もこの種に属し、ＳＡＲＳウイルスと新型コロナウイルスは同種内の姉妹系統という関係にある。

本書の方向性からすると、だいぶ違う所まで来てしまったが、このウイルス名に関してもＷＨＯが見解を示している。

ＣＯＶＩＤ‐19命名を受けてＷＨＯが公表したテクニカル・ガイダンス[*17]（技術指針）には、「リスク・コミュニケーションの観点から、ＳＡＲＳという名前の使用は一部の人々、特に２００３年にＳＡＲＳの影響を最も強く受けたアジアの人々に不必要な恐怖心を与えるという点で、意図していない影響を与える可能性がある」と記されている。

こうした理由からＷＨＯは、「一般社会とのコミュニケーションにおいて、このウイルスを『ＣＯＶＩＤ‐19の原因ウイルス』または『ＣＯＶＩＤ‐19ウイルス』と呼ぶようにした」という。

公式なウイルス名はＩＣＴＶ側の管轄であり、分類・命名は学術的なルールに基づいてなされるものだ。ＷＨＯ側がそれをとやかく言う権限はなく、不必要な恐怖を感じる人がどれだけいるのかもはっきりしない。また、疾病名とウイルス名を一致させることには、ＩＣＴＶ側が「事態をわかりにくくする」と難色を示している。技術指針には、ＷＨＯとＩＣＴＶは命名の過程で相互に情報交換していたとの趣旨の記述があるので、双方に行き違いが生じたわけではないのかも知れない。ただ、ＷＨＯの配慮はどこか越権的で行き過ぎのようにも感じられる。

しかし、ＷＨＯは第74回世界保健総会会期末の21年5月31日、変異株（変異ウイルス）にギリシャ文字を当てた一般呼称を与えると発表した。ウイルス命名から15カ月余りが経過し、世界は複数の「懸念すべき変異株（Variant of Concern　ＶＯＣ）」や、まだ深刻度が確定できない「注目すべき変異株（Variant of Interest　ＶＯＩ）」の感染拡大を警戒するようになっていた。当初、変異株は確認・報告国の名前で呼ばれていたが、これが特定国に対する偏見や忌避、差別につながると憂慮される状況だったのは確かだ。この時点でより警戒度の高いＶＯＣに分類されていた英国株、南ア株、ブラジル株、インド株の四つにそれぞれアルファ、ベータ、ガンマ、デルタの一般名称が与えられ、ＶＯＩにもイプシロン以降のギリシャ文字が割り当てられた。

こうなると、メディアなどに登場するウイルスの名称に対し、リスク・コミュニケーションの観点から注意を喚起するのも杞憂《きゆう》とまでは言えない。当初はまたまたわかりづらい呼称が登場して違和感もあったが、やがて定着した。要らぬ配慮のようでも、今回のような予測不可の事態では、意味を持つようになることもあるのである。

マスクをめぐる葛藤

PHEIC宣言以降、WHOは、治療薬やワクチンに関する専門家会合の開催、社会や医療従事者に向けた指針の公表、医療体制が脆弱《ぜいじゃく》な国に対する支援の要請——などの業務をこなしてきた。新型コロナに特化したWHO本部での緊急事態記者会見も2020年2月5日から始まった。

こうした中で一つ注目されるのは、2月27日付で公表した「個人用防護具(PPE)の合理的な使用」に関する暫定指針だ。[*18] PPEとは、マスクや手袋、ガウン、フェイスガードなど感染から個人を守るための装備を指す。主に医療現場などの業務上の使用を念頭に置いているが、世界中で後々まで議論となるマスクなどについての指針がこの時初めて公表された。

WHO本部の記者会見ではこれ以前にもテドロス氏らの言及があり、特に2月7日には、「世界はPPE市場の深刻な混乱に直面している。需要は通常の最大100倍、価格は最大20

倍だ」とマスクなどの不足に強い懸念を示していた。[*19]N95やFFP3といったプロ用の高性能マスクが一般市場に流れて、医師や看護師ら本来必要な人々に行き渡らなくなる危機感がすでにあった。

指針はこうした背景を踏まえ、供給不足を加速させないよう、医療現場での使用を最小限に抑えながら、社会にも呼びかけてサプライチェーン（供給網）を調整し、適正量を確保する戦略を打ち出した。

一般社会に向けては、「濃厚接触と飛沫《ひまつ》を介して人から人へ感染する」として、今やすっかり定着したアルコール液やせっけんによる頻繁な手洗い、目鼻口に触れないこと、ティッシュで鼻口をおさえたりひじを折り曲げたりしてのせき・くしゃみの励行、症状のある人から最低1メートルの社会的距離の維持――などを推奨。「呼吸器症状がある場合には医療用マスクを着用」と対象を絞った。健康な人の感染予防ではなく、うつさないためのマスクという考え方がここで示された。

WHOは20年2月7日の時点で、世界の市場に流通するPPEの7～10％程度が最前線の緊急保健対応者に必要な供給量にあたると試算している。この時点で、医療用マスク、人工呼吸器の世界的な備蓄量は不十分となり、ガウンなどの供給量も近いうちに不足すると見られていた。

PPEの需要を最小限に抑える方策として、これまたなじみとなった「オンライン診療」など遠隔医療の手法を取り入れて接触リスクを減らすよう求め、「体液を介して感染するエボラ出血熱とは異なる呼吸器疾患であり、エボラ対策用の防護服は必要ない」と過剰な装備の使用がないよう呼びかけた。

一般社会に対しても、誤情報であおったり、買いだめに走ったりしないよう自重を求めた。

日本では、国内で初の感染者が出た20年1月半ばあたりからマスクの需要が急に増え始め、中国・武漢で事実上の封鎖があった下旬には、店頭でマスク売り切れが相次ぐ事態となった。花粉症シーズンでもあり、ほかの国以上にマスク不足が深刻化しやすい状況にあった。しかも、その約6割は中国からの輸入だったこともあり、中国の物流の停滞が不足に拍車をかけた。2、3月とマスク不足は続き、店頭から消えただけでなく、オンラインで箱入りマスクが数万円の高値で転売されるなど社会問題化した。

結局、安倍首相が4月1日に布製マスクを全世帯に2枚ずつ配布する方針を打ち出すことになる。これについては、古くからあるガーゼマスクだったことや、それを着用した安倍首相の姿が独特の印象を与えたことなどから「アベノマスク」のあだ名が付いた。

WHOの暫定指針に戻れば、そもそもマスクは、何らかの症状のある人が他人にうつさないよう着用するものとの限定的な位置づけだったので、健康な人が自主的な予防策として使うマスクについては指針に条件等の言及がない。そういう意味では、民生用に代用となるものを配布することは、医療現場のPPE確保にもつながる。問題は、日本で配布されたガーゼマスクでも十分に飛沫を飛ばさない効果があったかという点だろう。

暫定指針は3月、4月に改訂版が出た。4月版には初めて「ガーゼマスク」が登場した。[*20] それまでは基本的に「医療用マスク（medical masks）」という言葉が用いられてきたが、ここで医療用マスクの種別として「不織布（nonwoven）」「ガーゼ（gauze）」という表記が登場した。ただ、ここでは滅菌して再利用する可能性についての実験結果を列挙した中にあるだけなので、これまでの指針に書かれていた「医療用マスク」のすべてにガーゼマスクを含めることができるかどうかははっきりしない。「不織布の方が細菌の濾過率《ろか》が高かった」と書かれている一方で、ガーゼマスクの有効性についての特段の言及はなかった。

この頃には洗って使えるガーゼ素材以外の布製マスクも普及が進み、世界中の人々がさまざまな素材でできた色とりどりのマスクを着けるようになっていた。WHOは6月改訂の暫定指針[*21]でようやく、健康な人のマスク着用にも暴露リスク低減などの公衆衛生上の利点があると認め、密接・密集・密閉の環境では布製を含む非医療用マスクを着用するよう、各国当局への推奨項目に挙げた。布製マスクについては、「高温洗浄にも耐えられる素材が望ましく、3枚以上重ねた構造を持つ」などの基準を示した。

マスクはただ着ければよいのではなく、ほかの感染予防策と相まって効果をもたらすものである。WHOはPPEのウェブページ[*22]に掲載したインフォグラフィックの中で「マスクだけではCOVID-19を防げません」と明記し、マスク着用とともに、周囲との間隔を最低1メートル保つことと頻繁な手洗いの徹底を求めている。

第三章　パンデミックの波紋

パンデミックは「宣言」ではない

この後、焦点となったのは、流行状況が「パンデミック（世界的な大流行）」に当たるかどうかだった。

PHEIC（国際的に懸念される公衆衛生上の緊急事態）の次はパンデミック——。発生国の中国は、さらなる批判の矢面に立たされるのを警戒してか、中国外務省・華春瑩報道局長が2020年2月4日のSNSを使った記者会見で、国外での感染について「中国の1％にも達しない」と述べ、パンデミックを強く否定した。

先述したように、確かに感染者の99％は中国国内だった時もあった。だからといって、中国が国外への流出を抑え込んでいることにはならない。確実に流行は国外へと拡大していた。

2月14日にはアフリカ初の感染確認がエジプトで発表された。26日には南米初の感染確認がブラジルで発表され、南極を除くすべての大陸に感染が広がった。後に、米国、インドと並ぶ大流行国となったブラジルの感染拡大はここが原点だった。

この後、3月に入ったあたりで発生国の中国は、新規感染者の増加がピークアウトし、イタリアをはじめとする欧州や中東、韓国などで流行が拡大し出した。流行は節目を迎えていた。PHEIC宣言から1カ月ほどの間に、ほとんどが中国国内での流行だった「新型肺炎」が、5大陸にわたる「コロナ・パンデミック」に切り替わったのである。

こうした流れを受け、WHOは3月11日、「新型コロナはパンデミックである」との見解を発表する。「コロナウイルスによる初のパンデミック」(テドロス氏) だった。[*1] テドロス氏は、パンデミックと断じるに至った理由として、「警報を発するレベルにある感染拡大と症状の重さ」などを挙げた。医学的な指標値や基準、定義を満たしたという説明ではなかった。5大陸での流行を見届けたからということではなく、いよいよ国際社会からの圧力が高まり、事態を追認させられた格好だ。このあたりの違和感は第四章で詳述する検証組織も指摘している。

国内各紙は、3月12日の夕刊一面でWHOの「パンデミック」を取り上げたが、一つ妙なところがある。

読売新聞（東京本社版、以下同）は「『パンデミック』表明」。朝日新聞は「認定」、毎日新聞は「宣言」との見出しで報じた。「宣言」がしっくりくるのに、毎日新聞以外は使わなかった。毎日新聞も翌13日付朝刊は「表明」に切り替えた。なぜか。

ＷＨＯのライアン氏は、11日の記者会見で「正式な手続きではない。ＰＨＥＩＣとは違う。状況の説明であり、決して宣言ではない」と強調した。テドロス氏もまた、記者会見で「assessment（評価）」だと言った。当局側が強く否定したので、この表現を避けたわけだ。

確かに、今回のパンデミックにはＰＨＥＩＣのような国際保健規則（ＩＨＲ）上の規定がないうえ、ＷＨＯが制度に基づく何かを勧告したわけでもなかった。「現状はこうである」と言ったに過ぎない。それに、テドロス氏が言ったような「評価」というのは、日本語にすると褒《ほ》め称《たた》えているような響きが出てしまうので、あまり使いたくない。それで、表明や認定となったわけだ。他社の様子はわからないが、自社の意思決定の様子は目の当たりにしているのでよく記憶している。

個人的に言うと、表明も適切ではないと感じる。表明とは、「考えや決意をあらわして明らかにすること」（広辞苑）とあり、評価から離れ過ぎている。パンデミックは決意でも考えでもなく、事態の説明に過ぎない。同じ読売でも社説は「認定」を使った。こちらのほうが適切だ。

ちなみに米ニューヨーク・タイムズなど欧文メディアは宣言（declare）を使っている。あまり気にする必要はなかったのかも知れない。

もっとも、米国メディアは日本のメディアと同じか、それ以上にジュネーブには国際報道の拠点を置いていないから、記者会見での空気感がどの程度反映または理解されたのかはわからない。当日の記者会見の議事録に米メディアからの質問はない。傍聴はしていたかも知れないが、積極的に参加していなかった以上、関心は薄かっただろう。そうした状況を考慮すれば、日本メディアが気にし過ぎたとも言えないのだ。

２００９年パンデミックの教訓

もう一つ、ＷＨＯが「パンデミック」に慎重になるのは理由がある。前回のパンデミックである２００９年の新型インフルエンザＨ１Ｎ１をめぐる混乱だ。

当時、ＷＨＯはパンデミックの宣言をめぐって、日本や英国などから批判を浴び、慎重対応を迫られた。

感染症学や公衆衛生学の分野では、アウトブレイク（outbreak）、エピデミック（epidemic）、パンデミック（pandemic）といった形で流行の状況を表現する。アウトブレイクは、最も一般的な表現で大小の流行を包含し、エピデミックは、規模のそれなりに大きい流行ではあるが、地域と期間が限られたものを指すことが多い。例としては、SARSやMERSが挙げられる。パンデミックは、ギリシャ語のpan（すべて）とdemos（人々）に由来する。これら三つの中では最も範囲の広い世界規模の流行ということになり、ニュアンス的には、「パンパシフィック（汎太平洋）」などの「pan」の訳語に使われる「汎」が意味するように、多くの人々に汎《あまね》く行き渡った状況を指す。

歴史的には、中世のペストや20世紀初めのスペイン風邪がパンデミックに該当する。最近の例に関しては、WHOがパンデミックと認定したか否かが一つの基準にはなるが、WHO自体が判断基準をその時によって変えているので、どの程度が「世界的」で「大流行」なのかは明確ではない。

09年4月25日、WHOは新型インフルに対してPHEICを宣言した。[*2] IHRにPHEICの制度が盛り込まれて初めての宣言だった。当時、深刻な感染症の流行としては、人への感染力を持った新型インフルエンザの出現が最も強く懸念されていた。その前には高病原性鳥インフルエンザH5N1の流行などもあった。

WHOは、新型インフルの流行に備え、パンデミックに備えた6段階（フェーズ）の警告を設定していた。1999年に最初の案が作られ、05年に改訂、09年にも修正が加わった。タイミング的には、IHRの改訂とそれに向けた議論がなされていた頃と重なる。

09年版の警告は、新型インフルの流行が懸念されるさなかの4月に公表された[*3]。かなり要約した表現になるが、動物間の感染（フェーズ1）に始まり、動物から人への感染（2）、ウイルスの変異によって人から人の感染が起きたが、流行ではない状態（3）、局地的な流行（4）、一つのWHO地域事務局管内で2か国以上に流行（5）、パンデミック（6）――に分けられる。パンデミックのフェーズ6は、5とは別の地域管内で少なくとも1か国の持続的な感染拡大が起きた状況を指す。

6段階警告はあくまで当時考えられた新型インフル対策の指標であり、分類の異なる新型コロナに対して適用できるものではないが、この基準で言えば、今回も20年3月になる前からパンデミックだったと言える。

ならば、なぜパンデミックを宣言しなかったのか。インフルエンザでないから？ また対中忖度？ 全体で見れば、後者もないわけではないが、実情としては、この後の出来事と大きく関係している。

インフル・フェーズへの批判

ＷＨＯは２００９年４月25日の新型インフルに対するＰＨＥＩＣ宣言の後、27日にパンデミックのフェーズを３から４へ、29日に４から５へ引き上げた。わずか１週間でこれだけ大きな展開が立て続けに起きると、世界は動揺する。最終段階のパンデミックは時間の問題だ——。世界に対する注意喚起のつもりが、緊迫感をあおるような格好になってしまった。

５月18日から始まった世界保健総会では、この点について加盟国から批判が相次いだ。アラン・ジョンソン英保健相（当時）がフェーズ引き上げについて「柔軟に対処すべき」と、機械的に判断しないよう求めると、日本や中国などが同調した。

当時のＷＨＯの新型インフルエンザ対策は、前述したＨ５Ｎ１のような高病原性の鳥獣ウイルスが人への感染力を獲得した事態を主に想定していた。６段階警告もそれが前提だった。09年の新型インフルは、表面抗原による分類では一世紀前のスペイン風邪と同じＨ１Ｎ１だが、懸念されたＨ５Ｎ１に比べれば、毒性もそこまで強くはなかった。感染症の重症度を考慮せず、地理的な拡大だけを理由に警告するのは「騒ぎ過ぎ」という声が強かった。

また、新型インフルは、メキシコや米国で豚インフルエンザの感染者が続発したことを発端としており、メディアはもとより、各国の政治家や官僚も、WHOさえも4月28日までは「豚インフルエンザ」の呼称を用いていた。

今世紀初めに大きな騒動となったBSE（牛海綿状脳症）の記憶が生々しい当時は、こんな名前が使われると、食肉のほうに心配が及ぶ。食べても感染することはないが、4月末の時点で「発生国メキシコからの豚肉禁輸や豚の大量処分に踏み切る国が続出」（2009年5月1日付読売新聞夕刊一面）、日本国内でも「豚肉を食べても大丈夫か」というような問い合わせが自治体に相次ぐ事態となっていた（2009年4月28日付読売新聞朝刊埼玉南地域版）。

こうなると、後の15年にヒト感染症命名の最善策（107ページ参照）が作られた事情もわかるはずだ。名前が風評被害や二次的な混乱を生むのである。

パンデミック宣言による風評被害などで生活や経済活動に影響が出ることを警戒する加盟国に押され、WHOは5月22日の総会閉幕後の記者会見で、6への引き上げについて、地理的な広がりだけに基づく機械的な判断はせず、慎重かつ柔軟な対応をする方針を明らかにした。事実上の基準見直し表明だった。

当時、汎米保健機構（PAHO、米州地域事務局に相当）管内の米、メキシコに次いで、欧州や日本などのアジアでも新型インフルエンザの感染が広がっていた。本来ならば6に相当するはずだが、記者会見に応じたケイジ・フクダ事務局長補代理は、アフリカなど南半球を含めた地球規模での広がりと重症度などを踏まえて、総合的に判断する必要があるとの見解を示した。

こうして、フェーズ6への引き上げ、パンデミック宣言は6月11日まで延びた。[*4] この時期、南半球はインフルエンザなどの感染症が流行する冬季を迎え、感染が拡大していた。この時点（6月10日）で、世界74か国の2万7737人が感染、うち141人が死亡した。その比率は約0・5％。2020年当時の死亡率が2％前後あった新型コロナは、この時より明らかに深刻ではるかに規模が大きい。

6段階警告は廃止に

2011年5月、「IHR再検討委員会」が新型インフルエンザの対応に関する検証報告書を発表した。[*5] 再検討委員会は、IHR第50条に明記されている緊急時対応などの事後の検証組織だ。米国医学研究所（現・米国医学アカデミー）のハーベイ・ファインバーグ理事長をトップとする委員会がまとめた報告書は、WHOの体系的な問題および欠点の例として「不必要に複雑なパンデミック・フェーズ」を挙げ、6段階警告を基底、警戒、パンデミックというような形に単純化するよう勧告した。

この報告書には、もう一つ気になるところがあった。「WHOがフェーズ6への引き上げを急ぐのは、ワクチンの事前購入契約をあおって製薬会社を儲《もう》けさせるためだという主張があったが、関係者の聴取や文献調査からは、そのような事実を確認できなかった」と指摘、「こうした推論は、病気を予防し、命を救うという公衆衛生の精神を無視したものだ」と批判した。

この手の臆測は、事態が大きくなるほどメディアにはよく登場する。性急な判断や遅延、停滞など不可解な動きの裏には、たいてい利権が潜んでいるという先入観のようなものもある。だが、明確な証拠のない疑惑や批判は問題提起にはならず、むしろ緊急事態のもとでは国際保健の妨げになると再検討委は指摘した。本来は、そうした仮説を出発点に裏付けを取り、水面下の真相を明らかにすることがメディアの仕事のはずだ。メディア側にも反省点が多くある。

結局、WHOは13年6月10日に新しいパンデミック警告の暫定指針を発表した。[*6] 再検討委の勧告を踏まえて6段階警告を廃止し、フェーズを拡大の途上にある「警戒」、大流行に至った「パンデミック」、流行が縮小している「移行」、さらに流行が落ち着いた「はざま（インターパンデミック、interpandemic）」に再編した。各フェーズには明確な線引きを設けず、上げ下げの判定は総合的かつ柔軟に判断する方針を示した。

新型コロナウイルスはインフルエンザウイルスとは種類が異なるため、この指針は適用されないが、ＷＨＯが過度に言い回しに気を使い、判断にも時間を要した背景には、こうした過去の複雑ないきさつがあったのである。

ある時はパンデミックの性急な宣言に対して慎重な判断を求め、今回は逆に、宣言の制度がない感染症に対してもパンデミックを求めるという、何とも矛盾したような、身勝手とも言える国際社会の反応。ＷＨＯ側にしてみれば、さじ加減がわからないという感覚なのかも知れない。遅かろうと、早かろうと、どちらに転んでも批判は存在するのだろう。

一方で、東日本大震災のような未曽有の大災害を経験し、むしろ今は生命の危機に関わる事態の警告を積極的に発するよう求める声もある。日本国内の地震や津波、気象災害に関してはすでにそうなっているし、国際的にもこれに追随する動きがある。前例がどうであったかよりも、時流に見合った対応が必要だ。突き放した言い方になるが、国連機関には、それだけの厳しい責任と判断が要求されるのである。

五輪延期の契機に

いずれにせよ、新型コロナに対するパンデミック認定により、各国は改めて対応措置を強化・拡大した。パンデミックはＩＨＲの縛りがないから、各国は勧告や報告義務などを気にせず、独自に対策を進めることができる。

パンデミック認定直後の2020年3月12日には、国際オリンピック委員会（ＩＯＣ）のトーマス・バッハ会長がドイツ公共放送（ＡＲＤ）の番組にリモート出演し、パンデミックを受けた東京五輪の開催是非についてキャスターから水を向けられると、「ＷＨＯの助言に従う」と述べた。ＩＯＣの本部もまた、ジュネーブ州の北隣に接するヴォー州の州都ローザンヌにある。

その12日後の3月24日夜、安倍首相はバッハ氏との電話会談で、東京五輪・パラリンピックを1年程度延期するよう提案。バッハ氏もこれを受け入れ、２０２１年夏までに東京大会を開催することで合意した。結局、パンデミック認定がここまで大きな政治・社会的影響を及ぼしたのである。

3月13日のスピーチ[*7]で、ＷＨＯのテドロス氏に「パンデミックの中心地（エピセンター、epicenter）」と名指しされた欧州では、外国人の入国制限、さらにはロックダウン（都市封鎖）に踏み切る国が相次いだ。13日に「国家非常事態」を宣言した米国では、「50州のうち22州で、住民に自宅待機を求める措置を実施、または実施予定」（3月28日付読売新聞朝刊国際面）という状況になった。

日本など先進7か国（G7）の首脳は16日深夜（日本時間）に緊急のテレビ会議を開き、適切な国境管理の措置や治療法・ワクチンの迅速な開発に向けた協力などを盛り込んだ首脳声明を発表した。すでに確定した道筋ではあったが、パンデミック認定後の13日には、新型コロナを新型インフルエンザ対策特別措置法の対象とする改正案が参院本会議で可決、成立し、私権の制限もありうる国内の緊急事態宣言が可能になった。

それにしても、PHEICの暫定的勧告の扱いといい、パンデミック認定後の対応といい、日本を含む各国はWHOの発信に、何かに踏み切るきっかけや口実以上のものは求めていないようだ。

3月9日の記者会見で、WHOのライアン氏は「パンデミックという言葉自体ではなく、その言葉に対する各国の反応がどうなるかだ」と述べた。ライアン氏の懸念と一致するかどうかはわからないが、各国は見事に言葉に反応したのである。

各国が国連・WHOに期待することと、国連専門機関としてのマンデート（使命）には、明らかなずれがある。こうした部分も後述の検証を通じて、見直されることになる。

第四章　コロナ禍の世界保健総会

テレビ会議方式での開催

2020年5月18、19日、第73回となる世界保健総会（WHA）が開催された。総会は、すべてのWHO加盟国の代表で構成される最高意思決定機関であり、世界の保健医療に関わる重要な政策決定を行う。今回はコロナ禍のため、ジュネーブの本部と各国をテレビ会議方式でつないで議事が行われた。

メディアの報道では、総会は「WHO年次総会」「WHO総会」と略されるのが一般的だ。邦文の新聞・通信社はみなこのいずれかを使っている。

一方、外務省や厚労省は最近の表記を見る限り、「世界保健総会」または「世界保健総会（WHO総会）」といった形での併用が多い。本書は会の位置づけとこうした政府表記の実例に加え、会議の英文正式名がWorld Health AssemblyでWHOの組織名がないことや、近隣の漢字文化圏での「世界衛生大会」表記も考慮し、世界保健総会の表記を使うことにした。

参考までに、同じ国連機関でもスイスの隣国オーストリアのウィーンで開かれる「国際原子力機関（IAEA）総会」は、IAEA General Conferenceが英文正式名で、組織名を含む名前になっている。WHO設立の精神や方針を規定した「WHO憲章」は、Constitution of the World Health Organizationで、やはり組織名が入っている。ただの呼び名に過ぎないことではあるが、諸要素を勘案すると、WHOという一機関の会議と言うよりは、各国が世界の保健について話し合う響きのある「世界保健総会」のほうが適切であるように思われる。

20年5月の総会は、テレビ会議方式が導入されたうえ、コロナ禍で国外への移動がしにくい状況もあったため、ジュネーブに特派員を置いていない多数派の日本のメディアがウィーンやパリ、ベルリン、北京、台北《タイペイ》から総会開幕を報じた。

もっとも、コロナがなくても、ジュネーブには全国紙、経済紙、通信社1社ずつしかいない状況だったから結果は同じで、むしろ、コロナがなければ開幕すら報じられなかったかも知れない。

それだけに、これをもって残念とは言えないのだが、本書全体を通じて主張する「ジュネーブに疎くなることへの懸念」の一端がここにもある。コロナ禍によって、WHOに対する世論の関心は高まったが、ジュネーブに特派員を置く動機は決して高まっていないのである。

台湾の不参加問題

北京や台北の特派員が総会の報道に関わっているように、日本に限らず、多くの国の関心は、この総会に台湾が参加できないことに向けられた。台湾は、人口10万人あたりの新型コロナによる死者数が世界で最も少ない時期もあった。国・地域別で見たら、コロナ対策の最優等生であることは認めなければならない。

本来ならば、率先してテドロス氏が記者会見の冒頭演説でも取り上げ、うまくいっている例として紹介すべきもののはずだ。しかし、台湾という言葉が記者会見などの場に登場したのは、先述したメール問題をめぐる泥仕合くらいで、言及されることはまずなかった。これだけでも不適切だ。

しかも、WHOのコロナ感染状況の集計には、国別一覧にTaiwanの文字がない。もともと台湾のデータは、中国の各省や香港、マカオなどと並んで「Taipei and environs（台北とその周辺）」として中国国内の感染者数に合算されていた。中国国外の感染者が増えて、WHOの集計に中国の省ごとの内訳が載らなくなった２０２０年３月16日の状況報告（Situation Report 56）からは、地名すら消えてしまった。[*1] このことだけが理由ではないが、世界のメディアはもとより、各国の政府や民間活動団体（ＮＧＯ）までがＷＨＯの集計を引用しなくなり、一民間プロジェクトに過ぎなかった米ジョンズ・ホプキンズ大学の集計を引用するようになったのも当然だ。

ジョンズ・ホプキンズ大の集計は情報更新が即時的でＷＨＯ発表より早く、報道機関にとっては使いやすい。３月初旬に、世界の国・地域別感染状況を示した電子地図（インタラクティブ・マップ）上の台湾の表示が「Taipei and environs, China」となったことがあったが、台湾の抗議で「Taiwan」に戻った。中国がプロパガンダ的に台湾の名称を使わずに、中国の一地域として扱うよう圧力をかけた結果だが、その後、台湾側の意向を尊重した表記に戻した点がＷＨＯの対応とは違っている。

ＷＨＯの発表はまた、大陸や地理区分とは異なる独特の管轄分けによる６つの地域事務局ごとのデータを表示するので、一目見て、その数字が中東なのかアフリカなのかわからないといった扱いづらさがある（表2参照）。結局、ＷＨＯが抱える問題点が感染者・死者の集計にも表れたのである。

表2　WHO各地域事務局の管轄地域

汎米保健機構（PAHO）または アメリカ地域事務局（AMRO）	米国、アルゼンチン、アンティグア・バーブーダ、ウルグアイ、エクアドル、エルサルバドル、カナダ、ガイアナ、キューバ、グアテマラ、グレナダ、コスタリカ、コロンビア、ジャマイカ、スリナム、セントクリストファー・ネイビス、セントビンセント・グレナディーン、セントルシア、チリ、トリニダード・トバコ、ドミニカ、ドミニカ共和国、ニカラグア、ハイチ、バハマ、バルバドス、パナマ、パラグアイ、ブラジル、プエルトリコ*、ベネズエラ、ベリーズ、ペルー、ホンジュラス、ボリビア、メキシコ
欧州地域事務局（EURO）	アイスランド、アイルランド、アゼルバイジャン、アルバニア、アルメニア、アンドラ、英国、イスラエル、イタリア、ウクライナ、ウズベキスタン、エストニア、オーストリア、オランダ、カザフスタン、キプロス、キルギスタン、ギリシャ、クロアチア、サンマリノ、ジョージア、スイス、スウェーデン、スペイン、スロバキア、スロベニア、セルビア、タジキスタン、チェコ、デンマーク、トルクメニスタン、トルコ、ドイツ、ノルウエー、ハンガリー、フィンランド、フランス、ブルガリア、ベラルーシ、ベルギー、ボスニア・ヘルツェゴビナ、ポーランド、ポルトガル、マルタ、モナコ、モルドバ、モンテネグロ、ラトビア、リトアニア、ルーマニア、ルクセンブルク、ロシア、北マケドニア
アフリカ地域事務局（AFRO）	アルジェリア、アンゴラ、ウガンダ、エスワティニ、エチオピア、エリトリア、カボベルデ、カメルーン、ガーナ、ガボン、ガンビア、ギニア、ギニアビサウ、ケニア、コートジボワール、コモロ、コンゴ、コンゴ民主共和国、サントメ・プリンシペ、ザンビア、シエラレオネ、ジンバブエ、セイシェル、セネガル、タンザニア、チャド、トーゴ、ナイジェリア、ナミビア、ニジェール、ブルキナファソ、ブルンジ、ベナン、ボツワナ、マダガスカル、マラウイ、マリ、モーリシャス、モーリタニア、モザンビーク、リベリア、ルワンダ、レソト、赤道ギニア、中央アフリカ、南アフリカ、南スーダン
東地中海地域事務局（EMRO）	アフガニスタン、アラブ首長国連邦、イエメン、イラク、イラン、エジプト、オマーン、カタール、クウェート、サウジアラビア、シリア、ジブチ、スーダン、ソマリア、チュニジア、バーレーン、パキスタン、モロッコ、ヨルダン、リビア、レバノン
南東アジア地域事務局（SEARO）	インド、インドネシア、スリランカ、タイ、ネパール、バングラデシュ、東チモール、ブータン、ミャンマー、モルディブ、北朝鮮
西太平洋事務局（WPRO）	日本、オーストラリア、カンボジア、キリバス、クック諸島、サモア、シンガポール、ソロモン諸島、ツバル、トケラウ*、トンガ、ナウル、ニウエ、ニュージーランド、バヌアツ、パプアニューギニア、パラオ、フィジー、フィリピン、ブルネイ、ベトナム、マーシャル諸島、マレーシア、ミクロネシア連邦、モンゴル、ラオス、中国、韓国

*は準加盟

さて、台湾不参加問題の始まりは、その3年前にさかのぼる。

2017年5月、台湾衛生福利部の陳時中《チエンシージヨン》部長（衛生相）率いる訪問団が世界保健総会に合わせてジュネーブを訪れた。陳氏はコロナ禍でも中央流行疫情指揮センター指揮官を兼任して防疫の陣頭指揮にあたった。マスクアプリ開発などに貢献した長髪のデジタル担当相、オードリー・タン（唐鳳）氏と並び、人口比のコロナ死者が世界一少ない状況に導いた功労者である。

この年、WHOは台湾に対し、総会参加に必要な招待状を送付しなかった。それでも陳氏らがこの地を訪れたのは、世界中の保健関係者がここに集まり、総会以外にも専門家会合や外交接触の場が設けられるからだ。こうした機会を通じて各国に働きかけるつもりだった。台湾の高齢者には日本語を話せる人も多く、日本語が話せる外交・保健関連の人材も動員して、日本のメディアにも積極的に働きかけ、この問題の解決を訴えた。

陳氏は、5月21日に日本の報道機関などとの取材に応じ、翌22日からの総会に参加できないことについて、「残念だ。すべての人に公平に医療機会を提供するWHOの精神に反する」と批判した。

WHO側は、総会への参加登録期限の8日を過ぎた9日に、台湾を招待しなかったことを公式に認め、12日の記者会見では、報道官が「『一つの中国』の原則をめぐる中台間の合意がない限り認められない」と明言した。一つの中国——。これがこの問題の根本にある。

最初のオブザーバー参加

WHO憲章は、国連加盟国すべてに対しては、憲章を受諾することでWHOの加盟国になれると認めている。国連非加盟の国や地域に対しても、「世界保健総会への申請と承認を通じて、WHOの加盟国または準加盟地域として認められる場合がある」としている。

例えば、太平洋の島国ニウエやクック諸島は、国連に加盟していないが、ニュージーランドと自由連合を結ぶ自治国として日本などが国家承認しており、WHOのほか、ほぼ同内容の条文が憲章にある国連教育・科学・文化機関（ユネスコ）にも加盟している。WHOの準加盟地域としては、太平洋のトケラウと中米のプエルトリコがある。

だが、台湾の総会への参加の障害となっているのは、憲章の条文がどう書かれているかといった手続き論などではなく、ひとえに中国との関係につきる。

台湾（中華民国）は、「一つの中国」をめぐる代表権争いで中国（中華人民共和国）に敗れ、1971年に国連を脱退した。安保理の常任理事国、すなわち核兵器保有国という外交面で圧倒的に優位な立場である中国は、「二つの中国」を認めない立場を取っている。傘下の国連機関に、個別に加盟する道が開かれていても、中国とのこうした関係性が障害として立ちはだかる。

この打開策として浮上したのが、オブザーバーとしての参加だった。

この制度はWHO憲章ではなく、世界保健総会の手順規則（Rules of Procedure）に条文がある。[*2]つまり、オブザーバーには、WHO憲章の下での法的地位がないのである。このため、採決などへの投票権は持たないが、総会や関連会議に出席したり、意見を表明したりすることはできる。

手順規則は、加盟国や準加盟地域になる申請をした国、WHO憲章に署名したが受諾しなかった国、さらには、国連および政府間組織、NGOに対して、事務局長が招待することでオブザーバー参加を認めている。例としては、バチカン、パレスチナ解放機構（PLO）、「領土なき国家」と呼ばれるマルタ騎士団、赤十字国際委員会、国際赤十字赤新月社連盟、国際組織「サウスセンター」、列国議会同盟（IPU）がある。

国連非加盟だが、各国が外交承認している存在であったり、後者四つのようにジュネーブに本部のある国際組織であったりと、手順規則の条件を満たすかよりも、独特の色があるようにも見える。手順規則の条文からすると、いずれ正式に加盟する国がその手始めにオブザーバーになるようにも思えるが、実績で見ると、むしろ永久オブザーバー的な参加者が目立つ。

ＰＬＯは１９７４年の総会決議でオブザーバー参加が認められた。ほかは、事務局長の招待による。結局のところ、手順規則云々《うんぬん》よりも事務局長の判断によるところが大きい。その意味では台湾にもチャンスがあるわけだが、このオブザーバーの顔ぶれだと、台湾はやや異質というか、いわゆる「アウェー」のような印象も受ける。

台湾は１９９７年からオブザーバーを目指す方針を打ち出し、ＷＨＯや国際社会に支持を訴えてきた。日本や米国などがこの方針を支持したが、主に中国の反対が作用して、長く実現することはできずにいた。

事態が動いたのは、２００９年の新型インフルエンザの時だった。初のＰＨＥＩＣが宣言された直後の09年４月29日、台湾の馬英九《マーインチウ》総統は総会のオブザーバー参加が認められたことを発表した。30日付読売新聞朝刊国際面の記事は「これまで中国が反対してきたが、中台融和を掲げる馬（英九）政権が台湾に誕生したことで、中国側が軟化して実現した」と報じている。馬政権の発足は２００８年５月だ。記事は一方で「オブザーバー認定には法的拘束力がなく、今後も中国が拒否すれば参加が再び阻まれる」との見方も示した。

新型インフルのパンデミックという未曽有の事態に備えて総会の門戸を開いたというよりも、

あくまで中国との関係性に基づく風向きの変化という見解だ。外交記事らしい切り口とも言えるが、実際にオブザーバー参加を実現したのは、「性急」「急接近」とも言われた馬政権の対中融和の姿勢だったのだろう。それは、その8年後に起きた事態が裏付けている。

再びオブザーバー参加不能に

場面は再び、台湾のジュネーブ訪問団の話に戻る。

パレデナシオン（国連欧州本部）やWHOにほど近い高級ホテルの会議室で、訪問団が記者会見を開いたのは2017年5月21日だ。

通常、この街でACANU（国連登録特派員協会）などに加盟する各国のジャーナリストとの取材機会を設けるなら、パレデナシオンの中にある記者会見室を使うのが一般的だ。パレデナシオンの建物の中で各報道機関の事務所や記者室が集中するC棟には、大小複数の記者会見室があり、NGOを含むさまざまな組織、機関が情報発信の場として利用している。どの部屋を使うか、あるいは、部屋ではなく広い廊下での、日本で言うところの「ぶらさがり」に応じるか――。こうした記者らとの接触機会の設け方自体にも発信者側のメッセージや政治性がある。

訪問団がパレデナシオン内ではなく、国連に無関係の民間のホテルを選んだのにも、台湾側のメッセージがある。WHO側は台湾保健当局の代表が総会の会場に来ても立ち入りを許可しない方針を示していた。

陳氏は、筆者を含む日本の報道機関とのインタビューで、「中国政府による妨害が起きている」と述べ、「『健康権』はすべての国に普遍的なもの。政治的な要因によって損なわれるべきではない」と訴えた。

台湾では、16年1月16日投開票の総統選で蔡英文《ツァイインウェン》氏が勝利し、5月20日に総統に就任した。「台湾独立」志向の強い民進党の蔡氏は、中台双方が「一つの中国」の原則を認めたとされる「1992年合意」を受け入れない姿勢を示していた。

就任直後の16年5月23〜28日の第69回総会には、台湾のオブザーバー参加が認められたが、その後、蔡氏のこうした姿勢を理由に習近平政権が中台当局間の交流窓口を閉鎖するなど関係は冷え込んだ。17年1月には米トランプ政権が発足、就任直前の16年12月には蔡氏とトランプ氏が電話会談を行い、トランプ氏が一時「一つの中国」の見直しに言及するなど、米台接近に対する中国側の警戒感も背景にあった。

17年5月の総会で、マーガレット・チャン氏の後任事務局長に選出されたのがテドロス氏だ。7月に彼に代わってからもWHOの方針は変わらず、現在に至っている。

20年2月11、12日にWHOが新型コロナ対策のための「研究と技術革新フォーラム（Global research and innovation forum）」を開いた時には、台湾の研究者も個人資格でリモート参加が認められた。フォーラムの参加を中国が容認したとの観測から、事態の重大性を考慮して台湾の総会参加を認めるのではないかと期待する報道も出たが、実現はしなかった。もともと、17年にオブザーバー参加が認められなくなった時にも一部の専門的な会合への参加は可能だった。この手の会合への出席は何のサインにもならない。手順規則と関係のない会合に出ようと出まいと、総会出席とは本質的に関係ないのだ。

20年の第73回総会は、5月18、19日に開催した後に一時中断し、11月9日から14日に再開催するという異例の対応を取ったが、再開後の総会にも台湾は参加できなかった。

検証を迫られたWHO

2020年5月の世界保健総会では、WHOを中心とするコロナ対応について、加盟国や国際機関に対する要求を盛り込んだ決議が全会一致で採択された。特に、WHO事務局長に対しては、WHOが調整したコロナに対する国際保健対応について、検証作業を可能な限り早く開始するよう求めた。この検証作業は「公平、独立、包括的で、段階的なプロセスを踏む」と明記した。

WHOが関わる国際保健対応については、すでに従来の仕組みに基づく検証メカニズムが複数存在する。決議は、こうした既存のメカニズムも必要に応じて活用するよう求めた。

以下、WHOのコロナ対応に関する新規・既存の検証メカニズムの動きを時系列順に示す。

最も早い動きがあったのが、「WHO緊急保健プログラム独立監視諮問委員会（IOAC）」だ。総会決議に先駆ける5月18日、「WHOコロナ対応に関する暫定報告」[*3]をまとめた。

IOACは、WHOの緊急保健プログラムであるWHEの発足（16年）に伴って設置された既存の検証組織だ。WHOの緊急保健対応やそれに対応する組織改革を独立して精査・監視する役割がある。現在の共同座長は、ギータ・ラオ・グプタ国連財団シニアフェローとフェリシティ・ハーヴィー英インペリアル・カレッジ・ロンドン客員教授が務める。

20年1～4月の初動に限定した評価だが、この中で国際保健規則（IHR）に関して「加盟国の理解と役割に沿った権限と役割を発揮できるよう見直すべきだ」と勧告し、WHOの役割と責任、加盟国の義務についても再検討の可能性に言及している。罰則規定のない無責任体制の見直しを求めたと言える。

くどいようだが、IOACの暫定報告でも2019年12月31日に関して「WHOは武漢での原因不明の肺炎症例に気づいた（became aware of）」と記している。もはやこれは揺るがない事実である。

これに続いて、WHOが20年7月9日に新設を発表したのが「パンデミック準備対応独立パネル（IPPR）」だ。世界保健総会の決議にある「公平、独立、包括的」の検証組織がこれにあたる。ヘレン・クラーク元ニュージーランド首相とノーベル平和賞を受賞したエレン・サーリーフ元リベリア大統領という2人の首脳経験者が共同座長を務める。途中段階で中間報告をまとめながら21年5月の次期総会に報告書を提出する日程で、検証作業を開始した。

さらに、今回のコロナ対応におけるIHRの機能を検証する「IHR再検討委員会」（委員長はローター・ウィーラー独ロベルト・コッホ研究所所長）の初会合が9月8、9日に開催された。こちらは既存のメカニズムの一つで、05年のIHR改訂以降、先述の新型インフルエンザなどで過去3回設置されている。

21年1月12日には暫定報告書[*4]が発表され、これを踏まえた1月19日の委員長声明[*5]は、「次のパンデミックに備えるには、いくつかの分野を改善する必要がある」と述べ、通報遅れの改善のため、窓口となる地域事務局などの権限強化にも言及した。

このほか、「世界保健危機監視委員会（GPMB）」は20年9月14日、コロナ禍を主要テーマに掲げた年次報告書を公表した。[*6] GPMBは、国際的な保健課題の対応について監視・提言を行う独立組織で、国連事務総長勧告に基づき、WHOと世界銀行が18年5月に設立した。報告書は、情報共有の迅速化やコンプライアンス（法令順守）などに重点を置いたIHRのさらなる改訂と、国連、WHO、各国の協調による流行疾患への準備態勢強化を緊急行動として求めた。

GPMBの報告書は20年が2回目で、前回19年の表題「危機に立つ世界（A World at Risk）」から、20年は「混乱する世界（A World in Disorder）」とし、コロナ禍の混乱の中で分断・対立し、秩序を失う世界に警鐘を鳴らした。

報告書に先立ち、SARS流行時のWHO事務局長でGPMBの共同座長を務めるグロ・ブルントラント元ノルウェー首相は、6月19日の記者会見で「（国際保健体制の）弱点をはっきり見た。IHRは改革を必要としている」と発言している。

WHO系の組織だけで、新規・既存ともにこれだけある。民間、第三者、NGO、シンクタンク――などを入れたらきりがない。IOACの暫定報告は「対応のさなかに評価を行うことはWHOの能力を混乱させる」と、検証組織の林立に懸念を示した。IHR再検討委の暫定報告書によれば、再検討委とIOAC、独立パネルはトップ同士が毎月電話で話し、事務局とも調整をしてきたという。いずれにせよ、「船頭多くして……」というような事態は避けねばならない。

検証報告書出そろう

2021年5月24日から約1週間にわたって第74回世界保健総会がリモート開催され、独立パネル、IHR再検討委、IOACの報告書[*7・8・9]が提出された。

5月31日に全会一致で採択された総会の決議は、「緊急保健の準備と対応に関する作業部会」を設置して、3組織の報告書で指摘された問題点や勧告について検討するようWHO側に求めた。決議は日本など30か国・地域が共同提案した。

この中で最も注目されたのが独立パネルの報告書だ。ほかの二つの報告書も多くの部分で内容が共通しているが、再検討委のそれはIHRに、IOACのほうはWHOのプログラムにそれぞれ重点を置いているのに対し、パネル報告書は世界全体のコロナ対応を包括的に検証している。ここでは、パネル報告書を中心に論考を進めたい。

「COVID-19：Make it the Last Pandemic（新型コロナ：最後のパンデミックに）」と題した5月12日付のパネル報告書は、19年末から20年初めにかけての初動時の検証に多くのページを割いている。

新型コロナの「国際的に懸念される公衆衛生上の緊急事態（ＰＨＥＩＣ）」が20年1月22、23日の緊急委員会ではなく、30日に会を仕切り直した時にようやく宣言されたことについて、報告書は「武漢の流行は1月22日の緊急委員会の最初の会議までに宣言の基準を満たしていた可能性が高い」と、判断の遅れを指摘した。

各国に対しても、「ＰＨＥＩＣが現行制度で最も重大な警告であるという理解が明らかに欠けていた。多くの国が脅威を十分に理解しておらず、対処方法がわかっていなかった」と批判。世論的な要求もあって、テドロス事務局長が3月11日に改めて「パンデミック」との見解を示して世界に警告し直すことになり、その間の2月が、流行封じ込めの機会を逃した「失われた月」だったと断じた。ＷＨＯ、各国とも「初期対応の緊急性と有効性が欠けていた」と総括している。

余談になるが、ＰＨＥＩＣのフェイクという呼び方について、再検討委の報告書は、「ＩＨＲの法文にそのような略称は示されておらず、偽物（fake）と同じ発音であるため、代替の略称を検討する必要がある」と述べ、emergency（緊急事態）のＥをＥＭにしたＰＨＥＭＩＣ（フェミック）を代案として示した。

パネル報告書に戻ると、財力のある国がワクチンの抱え込みに走り、分配に不平等を招く「ワクチン・ナショナリズム」(第五章参照)も問題として取り上げた。一部の高所得国が自国民をまかなうのに十分な量の確保を可能にしたのに対し、ワクチンを独自に調達できない中・低所得国にも公平に分配する「COVAX制度」(第五章参照)が供給不安に苦悩し続けていることを挙げ、「我々はCOVID-19が不平等と不公平のパンデミックだったことに留意している」と指摘した。

一方、肯定的に評価した点もあり、欧州などの官民主導で発足した治療薬、ワクチン、検査手段の普及支援制度「ACTアクセラレーター」(第五章参照)については「それまでになかった仕組みで、多くの点で成功したプラットフォームを確立できた」と強調した。先のCOVAXは、この制度のワクチン部門である。

本書にたびたび登場しているEIOSについては、IHRの通報制度よりも速く情報が得られると評価し、さらなる拡充を提言している。16年から本格化した、PHEIC時に学術論文を査読前の段階でオンラインに即時公開するオープン・アクセス制度(第六章参照)についても、迅速な情報共有への貢献を評価している。

保健脅威理事会とパンデミック条約

こうした検証結果を踏まえ、報告書はいくつかの勧告を行っている。

特に注目されるのは、「地球規模の保健脅威に備えた指導力の強化」をうたった一連の国際保健改革だ。国連やＷＨＯの指導力・調整力を高める仕組みとして、国連総会決議に基づく「地球規模保健脅威理事会」の創設、世界保健総会の条約採択権を認めたＷＨＯ憲章第19条に基づく「パンデミック枠組み条約」の制定、さらに各国政府に対しては「パンデミック調整官」の設置をそれぞれ求めた。

理事会は加盟国の代表によって構成され、ＰＨＥＩＣが宣言されるような保健緊急事態の際に国連横断的に機能する。ＷＨＯが設定した対処方針や科学的エビデンス（根拠）、国際法の枠組みに照らして各国の対応を監督する役目を担う。創設に向けた議論や手続きは、２０２１年９月からの次会期の国連総会に委ねられた。

条約はＩＨＲの機能を補完し、政府や専門家、市民社会による協力を明確にするものと位置づけられる。半年以内の採択という目標時期を設け、21年11月29日に再招集される世界保健総会の特別セッションで議論が進められる。条約の採択には、ＷＨＯ加盟国の３分の２以上の賛同が必要となる。

もともとパンデミックに備えた条約の制定は、20年11月11〜13日に開催された「第3回パリ平和フォーラム」で、シャルル・ミシェル欧州理事会常任議長（EU大統領）が提案している。21年3月30日には、ミシェル議長とテドロス事務局長のほか、ボリス・ジョンソン英首相、エマニュエル・マクロン仏大統領、アンゲラ・メルケル独首相、文在寅《ムンジェイン》韓国大統領ら26か国の首脳が署名者に加わり、「パンデミックの予防と備えに関する国際条約」の制定を求める緊急共同文書[*10]が発表された。日本、米国、中国などは参加していない。

独立パネルと条約を求める国々とは直接関係がないが、パネルが勧告した「枠組み条約」が一連の動きを踏まえたものであることは明らかだ。欧州理事会は、11月の総会特別セッション開始の決定を受け、「条約は地球規模のヘルス・セキュリティ（保健安全保障）の強化につながる」と歓迎する談話を発表した。[*11]

条約については、再検討委の報告書もそれまでの議論を受ける形で「利点を検討する必要がある」と支持した。パネルが目標時期の設定や手続きについての言及にとどまったのに対し、再検討委は総会で議論する場合の次のような論点も示した。

ＩＨＲには義務を履行しなくても何の制裁も罰則もなかった教訓から、「コンプライアンス（法令順守）違反に対する制裁」や「強い紛争解決プロセス」の導入を挙げた。さらに、「野生生物や家畜からの人獣共通感染症の流出を想定した内容になるため、生物多様性や絶滅危惧種などの取引に関する環境条約との調整が必要になる」との見解を示した。各国の自主的な批准が必要な「条約」とすべきか、加盟国が拒否しない限り自動的に拘束されるＩＨＲのような「規則」とすべきかの考察も行っている。

ＩＯＡＣも報告書や21年5月25日に発表した声明[*12]で、条約制定に向けた取り組みを歓迎する姿勢を示した。

パネル報告書の勧告はこのほか、将来のパンデミックに備え、ワクチンや治療薬の開発支援などにつながる資金調達能力の確保を求めた。最大１０００億ドル（約11兆円）を機動的に拠出できる仕組みが必要になるとしている。

また、ＷＨＯの権限や独立性の強化として、現在、１期５年で２期まで務められる事務局長の任期を続投なしの１期７年に改めることも勧告した。続投への配慮などのしがらみを生まないようにし、利害を伴う改革をやりやすくする意味がある。

やや専門的になるが、勧告とは別に、ＷＨＯと世界貿易機関（ＷＴＯ）に対し、主要なワクチン製造国とメーカーから、新型コロナワクチンについての自主的なライセンス供与と技術移転の合意を得ることも提言した。３カ月以内に結論が出ない場合は、「知的財産権に関する協定（TRIPS協定）」の権利放棄を適用して、より多くの国での生産を可能にするよう求めている。

このほか、パネル報告書は深く踏み込まなかったが、WHOのIHR緊急委員会が2020年1月23日の委員会声明（第二章参照）などで言及したPHEIC未満の「中間的な警告」の是非について、IHR再検討委の報告書が「現在の問題の解決策にならない」と否定する結論をまとめた。IOAC報告書もこの結論に「留意する」と明記し、支持する考えを示した。

中国の初動は総括しないのか

ただ、パネルの報告書には疑問点や不可解な要素もある。

特に中国関連の扱いだ。世界中の国々の対応にまで対象を広げて批判を展開したのに、明らかに初動対応に疑問のある中国に対する個別の批判や問題提起はなかった。台湾の総会へのオブザーバー参加が2017年から認められないことにも言及がなかった。

2021年1月19日のWHO執行理事会に提出された独立パネルの第二次進捗報告[*13]は、「中国の保健当局は1月にもっと強力な対策を取れていたはずだ」との見解を載せていたが、5月12日の報告書にこのような箇所はなかった。

独立パネルには、中国政府の専門家チームを率いる鍾南山氏が参加している。第二章で触れたように、20年1月20日に「人から人」の感染を国営メディアに対して初めて認めた人物だ。まさに初動の核心にあたる部分を知る立場である。検証される当事者中の当事者とも言える人物が検証する側にいて、公平性や独立性は担保されるのだろうか。

13人のパネル委員の中には、公衆衛生の専門家や「国境なき医師団」からの参加者など医師はほかにもいるが、コロナの医療現場に携わった専門医としては鍾氏が唯一と言っていい。検証内容の医学的な判断は鍾氏以外にはできなかったのではないか。パネルの委員は、共同座長の2人が各国からの推薦に基づいて選任した。緊急的に設置された組織とはいえ、「公平、独立、包括的」を掲げる以上、透明性を確保したうえで厳格かつ慎重な人選がなされるべきだった。

クラーク共同座長は5月12日の記者会見で、「中国の対応には明らかに遅れがあったが、遅れはあちこちで起きていた」と反論した。意味のあることを言っているようで、報告書で中国批判に踏み込まなかったことを正当化したに過ぎない。これ自体が想定内で、報道陣に対するガス抜きをしたようにも見える。

米ジョージタウン大学のローレンス・ゴスティン教授は報告書を受け、「武漢での流行発生の報告が著しく遅れ、その発生源を探すＷＨＯの調査は妨害されたにもかかわらず、パネルは（中国）政府に何の説明責任も求めなかった」と批判する論説[*14]を自身が所長を務める同大学のオニール国内・国際保健法研究所のサイトに投稿した。

消えたコンプライアンス違反

パネル報告書は初動検証の焦点となる２０２０年初頭の経過について、これまでの報告書や発表にない新たな要素をこっそり加えている。ＩＨＲ第10条の検証要請をめぐる事実関係だ。

これまでＷＨＯ本部での4月20日の記者会見やＷＰＲＯの公式タイムラインでは、１月１日にＷＨＯ側が中国に対し、ＩＨＲに基づく検証を公式に要請した旨を明言している。再検討委も21年1月12日の暫定報告書では「１日に検証を要請し、３日に回答を得た」と明記し、「（回答期限の）24時間を超えた遅延の一つ」と指摘している。

しかし、報告書は今回、「ＷＰＲＯが1日に公式な情報提供を要請、３日にＩＨＲ第10条に基づく検証を要請した」と書いている。１日の「公式な要請」とは別に、３日に改めて検証要請をしたという不可解な内容だ。根拠となる出典は明記されていない。１週前に出た再検討委とＩＯＡＣの報告書には書かれていない。これが事実なら、３日の要請に対して３日に回答したことになり、検証要請に関するコンプライアンス違反はなかったことになる。これまで1年以上にわたり、何の変更も訂正もなかった重要な事実関係が、こんなにあっさり修正されるのには違和感がある。

パネルは調査にあたって、多くの関係者に聴取を実施している。こうした中で判明した事実なのだろうか。本書の校了までにパネル側からの納得のいく説明は得られなかった。複数の公式文書で言及されている事柄を否定する以上、きちんとしたエビデンスを示すべきである。

これで中国の初動対応への不信が払拭されるわけではないが、明らかなクロがグレーにまで後退する変更である。第一章で触れたように、検証と称して、後になってから事実関係を塗り替える行為には要警戒だ。今までも医療不祥事や原子力関連の事故などで、当初の見解が後になって修正される光景は何度も見てきた。安易に受け入れてよいことではない。この事実が報告書に反映された経緯が不明である以上、この情報の扱いには慎重にならざるを得ない。

細かいことになるが、報告書にはほかにも気になる点がある。中国の非国営メディアが一番先に武漢クラスターと緊急通知を報じたことに言及したのはいいが、それを報じたのが「Finance Sina（新浪財経）」（第一章参照）ということになっている。いわば、読売新聞が取材して報じたのに、それを載せたヤフーニュースが報じたと紹介されるようなもので、正確ではない。新浪のサイトは簡体字中国語の漢字ではあるが、ソースのロゴなどの情報も示され、ニュースの発信元までたどれるようになっている。少なくとも、20年5月の米議会調査局報告書は、そこまでたどっていた。要するに、パネル報告書の当該箇所は、検証の肝となる最初の一点までたどる調査ができていないのである。

このように問題点もいろいろある報告書の勧告を受け入れて、世界の国々は国際保健のレガシー（政治遺産）と言える一連の抜本改革に手を付けられるのか。小異を捨てて大同に就くのはいいとしても、その過程で疑問点や説明が必要な箇所をうやむやにしてはならない。

第五章　ワクチンをめぐる攻防

ACTアクセラレーター発足

２０２０年４月２日の国連総会で、コロナ禍と戦うための世界的な連帯を求める決議74／２７０が採択され、コロナに対する治療薬、ワクチン、検査・診断などへの世界的なアクセスを確保するための国際協力を求める決議74／２７４が20日に採択された。これだけのパンデミックとなれば当然ではあるが、特に後者に関して具体的な措置を講じるのがＷＨＯの役目だ。

ＷＨＯは４月24日、「ＡＣＴ（Access to COVID-19 Tools）アクセラレーター」（ＡＣＴ-Ａ）の発足を発表した。ワクチン・治療薬・診断（検査）というコロナ対策の「三本柱」の開発と生産、さらにそれらへの公平な「アクセス」を加速（アクセラレート）するためにＷＨＯと欧州連合（ＥＵ）が主導し、民間資金を取り入れた官民連携の国際枠組みだ。

この日、この枠組みについてのテレビ会議が開催され、フランスのマクロン大統領やドイツのメルケル首相、イタリアのジュゼッペ・コンテ首相、国連のアントニオ・グテレス事務総長、EUの執行機関・欧州委員会のウルズラ・フォンデアライエン委員長、さらには慈善基金団体「ビル&メリンダ・ゲイツ財団」のメリンダ・ゲイツ氏、英保健支援団体ウェルカム・トラストのジェレミー・ファラー代表らが賛同者として出席。ここに挙げた面々は、テレビ会議を通じて傍聴したジャーナリストらに向けて、それぞれ短くスピーチした。

テレビ会議とはいえ、これだけ各国の首脳や代表者が結集するのは異例だ。スピーチに立ったのは27人。終わるまでに1時間半近くかかった。

この顔ぶれを見て、わかることがもう一つある。主要国の面々はいるが、超大国と呼ばれる米国や中国がいないことだ。それから日本もいない。どうしたのだろう。

米国に関してはもう言わずもがな、かも知れない。トランプ政権はこの時期、WHOが「中国寄りだ」と非難の度合いを強めていた。10日前の4月14日には、流行拡大の責任を取らせるとの理由で、WHOに対する資金拠出を当面停止すると発表した。

米国はWHOへの最大の資金拠出国だ。WHOの予算は2年制で組まれ、当時公表されていたWHO統計[*1]によると、直近の18〜19年予算の約56億ドルのうち、米国の拠出は約15%を占める。大統領選を控え、国内の感染対策がうまくいかないことに対する不満の矛先をＷＨＯに向けようとしたに過ぎないが、この動きが先述したテドロス氏へのトランプ書簡にもつながる。

国別の出資額は以下、英国、ドイツ、日本と続き、中国はさらに下位だ。出資額で見れば、中国は米国の10分の1に過ぎない。それなのに、なぜＷＨＯは中国の意向に従うのか。拠出金停止はそうしたアピールにもなる。ちなみにＷＨＯ予算は、加盟各国からの分担拠出金と民間財団からの出資を含む任意拠出金とで構成され、後者が大半を占める。民間最大の出資者であるゲイツ財団は、米国の拠出額に次ぐ規模の任意拠出を行っている。

もともと、「アメリカ・ファースト（米国第一）」を掲げるトランプ氏は、国連や同盟、多国間協調の枠組みなどに関わることで「米国が損をしている」と主張、この頃までに、環太平洋経済連携協定（ＴＰＰ）、温暖化対策のためのパリ協定、イラン核合意、国連教育・科学・文化機関（ユネスコ）、国連人権理事会からの離脱・脱退を表明した。ＡＣＴ-Ａも、ＷＨＯとＥＵの主導ということもあり、端から関与するつもりはなかっただろう。

件のトランプ書簡は、２０２０年の世界保健総会の開幕日（5月18日）に合わせたものだった。この中で、ＷＨＯがトランプ氏の批判を受け入れ、今後30日以内に姿勢を大幅に改善しない限り、米国は資金拠出停止を恒久化し、加盟も見直すと迫った。5月29日にはトランプ氏が

ＷＨＯ脱退を演説で表明、７月６日付で国連側に１年後の脱退が正式に通知された。脱退時期を１年後としたのは、米国がＷＨＯ発足年の１９４８年に加盟した際に米議会が決議したルールに基づいている。[*2] 米国には脱退する権利があるが、その場合は１年前に通告し、未払いの拠出金を払うと定めている。

結局、民主党政権への移行によって、一連の離脱・脱退は回帰に向かうことになる。ただ、皮肉にもトランプ書簡のＷＨＯ批判は、ホワイトハウスによる検証のせいか、かなり的を射ている部分があった。

第一章で取り上げた部分のほか、渡航制限の是非に関しても、２００３年のＳＡＲＳ流行時に当時のグロ・ブルントラントＷＨＯ事務局長が中国などへの渡航延期勧告を宣言したり、中国政府を公然と批判したりしたことにも触れ、「ブルントラント博士のようにすれば、多くの命が救われたはずだ」とも指摘した。

しかし残念ながら、大統領選が終わってからも選挙不正疑惑をめぐる騒動やバイデン大統領就任式直前の支持者らによる連邦議会占拠の扇動などで晩節を汚し、共和党内からも信頼を失ってホワイトハウスを去った人物の主張となると、的確な指摘だとしても顧みられることはないだろう。

ACT-Aをめぐる各国対応

では、日本はどうなのか。

外務省の発表資料には、[*3] ACT-Aについて、「5月4日、EU主催の『新型コロナウイルス・グローバル対応サミット』にて、EU、仏、独、西、伊、英、ノルウェー及び我が国が共同提案国となって発足」とある。日本はこのサミットの共催国でもあり、当時の安倍晋三首相が、人類が未曽有の危機に打ち勝った証《あかし》として来夏に完全な形で東京五輪・パラリンピックを開催する旨のビデオメッセージを寄せた。

4月24日の発表の場にはいなかったのに、日本の貢献で発足したかのような外務省資料の書き方はいささか盛り過ぎの感がある。この会合は、厳密な言い方では「プレッジ（資金調達）会合」にあたり、各国の外交文書などではサミットと呼ばれていたり、そうでなかったりする。コロナ対応は重要な課題ではあるのだが、この会合は、主要国の首脳が会するいわゆる頂上（サミット）会議とは位置づけがかなり異なる。

EUによると、この会合で総額74億ユーロ（約9300億円）の拠出表明があったという。9月10日のリモート会合で採択されたACT-Aファシリテーション・カウンシル（運営理事会）

の取り決め書には、設立拠出国として、欧州各国やカナダ、G20議長国としてのサウジアラビアとともに日本が名を連ねた。

ACT-Aには、これらのほか、感染症流行対策イノベーション連合（CEPI）、Gaviアライアンス（旧称・ワクチンと予防接種のための世界同盟）、世界エイズ・結核・マラリア対策基金（グローバル・ファンド）、革新的な新診断法のための財団（FIND）、治療薬普及を支援するUnitaid（ユニットエイド）、世界銀行、世界経済フォーラム（WEF）といった保健支援・国際協力に関連する組織が多く関わっている。

本書の性格上、必要と思われるので明記しておくが、Gavi、グローバル・ファンド、FIND、ユニットエイドはジュネーブに本部があり、WEFはジュネーブ中心部から見てレマン湖の対岸にあるジュネーブ州コロニーに本部がある。参考までに、CEPIの本部はノルウェー・オスロ、世銀の本部は米ワシントンDCにある。

ユニットエイドは、同じくジュネーブの、WHOと同じ場所にあるUNAIDS（国連合同エイズ計画）と名前がよく似ているが、別物である。ユニットエイドなどは国連・WHOと関係が深いため、国連組織と混同したような紛らわしい言及もされるが、これらの中で世銀以外は「国連システム」と呼ばれる国連の組織機構には含まれない。

話を戻すが、５月４日の「サミット」には、米国のほか、ロシア、インド、ブラジルも参加しなかった。ＢＲＩＣＳとＧ７の中で加わらなかったのはこの４か国だ。Ｓの南アフリカは、ノルウェーとともに運営理事会の共同議長国となった。

これら４か国は20年末時点でのコロナ感染者数のトップ４となり、これらの国々だけで世界の感染者の半数を占めた。特に、トランプ氏とブラジルのジャイル・ボルソナロ大統領は、新型コロナに対して軽視発言を繰り返し、マスク着用も嫌ったうえ、自身も感染した。コロナ対策での国際協調に足並みをそろえず、トップ自らが事態を軽視して効果的な対策を取らなかったことで、感染を広げてしまったのである。

では、中国はこの時どうしたのか。中国は、共催国には名を連ねていないが、会合自体には出席した。５月４日の英紙テレグラフ（電子版）は中国の参加について「土壇場での追加（A last-minute addition）」と報じた。米トランプ政権がかたくなに反国連・ＷＨＯ、反ＥＵの姿勢を取り続けるのを見越して、逆に参加に転じたのだ。

ＣＯＶＡＸと中国の思惑

これと同じことは、ＡＣＴ‐ＡのワクチンＡ部門「ＣＯＶＡＸ（COVID-19 Vaccines Global

Access）ファシリティ」（以下、COVAX）への参加をめぐっても起きた。

COVAXは、CEPI、Gavi、WHOが主導する、途上国・低所得国を含む世界各国に公平にワクチンを分配するための制度である。国連児童基金（UNICEF）や世銀も支援している。先進国によるワクチンの囲い込みや買い占めを防ぎ、「所得に関係なく、世界の人々が新型コロナのワクチンを入手できるようになるのを保証する唯一の取り組み」（セス・バークレーGavi事務局長の声明）である。

COVAXはワクチンの共同購入制度と、国や団体などからの寄付で低・中所得国のワクチン供給をまかなう「事前買取制度（Advance Market Commitment AMC）」で構成される。各国が入手できるワクチン量は人口の20％までと決められている。

AMCは、2020年6月4日、英主催のオンライン形式のプレッジ会合「グローバル・ワクチン・サミット2020」でCOVAX最初の具体的な取り組みとして発表された。[*4] 共同購入もAMCもCOVAXの制度であり、本書は特段の断りがない限り、双方を区別せずにCOVAXとして扱う。

バークレー氏の声明[*5]によると、COVAXは当初目標として、21年末までに20億回分を利用可能にすることを掲げている。多くのワクチンは2回接種しないと効果が得られないので、対象人数はおおよそ半分になる。これは医療従事者や高齢者、基礎疾患がある人など、接種がまず必要な人々に供給するのに十分な量だという。

日本は20年9月15日に参加を正式表明した。米露は参加していない。中国は当初、態度を明らかにしていなかったが、参加表明期限の9月18日を過ぎた後の10月9日になって、韓国や太平洋の島国ナウルとともに追加の参加を発表した。

期限までに決断せず、競合相手を油断させたうえで逆の手を打つという、どこか諸子百家の兵法を思わせるような戦略的な行動に見えなくもない。報道局長の華氏は9日の記者会見で、参加表明が遅れたのは、「人口の多い中国がＣＯＶＡＸに参加する影響などについてＷＨＯやＣＥＰＩ、Ｇａｖｉと協議したためだった」と説明した。華氏によれば、協議を踏まえ、中国はほかの国に分配されるワクチン量に影響が極力出ないよう、総人口の１％にあたる１５００万人分の調達にとどめることにしたという。

中国は当時、米露などと同様に独自のワクチン開発を進めていた。自国内で最初にウイルスが特定されたのだから、遺伝子配列など生命科学的なデータは流行当初の段階から豊富に蓄えている。流行当初の時点で「1年半はかかる」とされてきたワクチンの実用化を先端技術と人員を総動員して急ぎ、この頃から20年終盤にかけては臨床試験（治験）が大詰めを迎えていた。

中国は「一帯一路」構想に参加する国などに優先供給を約束する「ワクチン外交」にも力を入れている。米露不参加ならば、ここでCOVAX側に付くことが外交戦略上、有利に働くと読んだのだろう。米露がいなければ、COVAXに協力するワクチン開発国として存在感も発揮でき、WHO脱退を表明したトランプ政権を批判することもできる。

中国ワクチンには、相変わらず情報開示の不足が指摘され、効果も未知数な面があった。中国側にしてみれば、最速、最先端で走る米英露など大国とのワクチン開発競争、さらには完成したそれらをめぐる争奪戦で、自分たちが優位な地位に立つための戦略物品なのだ。

ワクチン・ナショナリズム批判

参加国のうち、所得の多い日本などの国は「購入オプション」という形で、購入権だけを確保し、購入義務は負わない方式を選択している。こうした国は、COVAXとは別にワクチンを開発した製薬会社と一対一の契約を結び、自国分の必要量が確保できれば、COVAXに辞退を申し出て、ワクチンを他国用に回すことができる。

ワクチンの確保は先行きどうなるかわからない。高所得国はCOVAXにも参加して20％分のワクチン確保と途上国支援の双方に貢献する一方で、ワクチンメーカーとの一対一の直接契約も並行して進め、国民全体の必要量を確保することになる。

もともと、自国向けにワクチンを買い占めたり、囲い込んだりする動きに出ることは、「ワクチン・ナショナリズム」と呼ばれ、WHOはもとより、国連も推奨しない姿勢を示してきた。

2020年8月28日の英ロイター通信は、ジュネーブ発の特派員電で「米国、日本、英国、EUは、『ワクチン・ナショナリズム』が供給を圧迫するというWHOの警告を無視して、自分たちの供給用に何百万ものコロナワクチンを確保する契約を結んだ」と批判的に伝えている。話題にはならなかったが、こんなところにこんな形で日本の名前が挙がっていたのだ。

各国が自国民を守るために、必要量のワクチン確保に動くのは当然といえば当然かも知れない。だが、ワクチンの生産から流通まですべての体制が整うには時間がかかる。高所得の国々が自国用ワクチンを優先的に確保しようと争奪戦を始めると、COVAX経由の供給を待つしかない途上国などの確保量になおさらしわ寄せが来てしまう。

特に、コロナワクチンでは、米ファイザーや米モデルナが開発したワクチンがそれぞれマイナス70度、マイナス20度で保存する必要があるなど設備面でのハードルも上がり、途上国にとってはさらに手が届きにくい。

ワクチン・ナショナリズム批判は主として国際枠組みにも協力せず自国優先で動く米国やロ

シアなどの超大国に向けられたものではあるが、それなりの資金力があるほかの国も巻き込んで、争奪戦が過熱すればするほど、供給圧迫に加担してしまうのもまた事実なのである。

ワクチンは国威発揚の手段か

ワクチンをめぐっては、EU主導の多国間協調路線から距離を置くロシアの動きもまた象徴的だった。

2020年8月11日、プーチン大統領は、独自に開発したワクチンにソ連時代の世界初の人工衛星にちなんだ「スプートニクV」の名を付け、世界で初の使用承認を発表した。安価を売りに親ロシア国などに購入を働きかけ、EU加盟国でもハンガリーが接種に踏みきり、周辺国で追随する動きが出た。旧共産圏のハンガリーはEU内にあって、多国間協調や寛容を掲げるEUの方針には批判的でロシアと接近している。

スプートニクVは、世界初という名目を達成するために臨床試験の最終段階（第3相治験）が未了のまま見切り発車で承認したことや、国外ワクチンに比べて効果が劣るなどで、国内でも受けたくないという人が多数を占めるほど評判はよろしくないが、20年末までに伝統的な親ロシア国のベラルーシ、アルゼンチン（緊急使用の条件付き）が承認した。

英国の動きも興味深い。英国はＣＯＶＡＸについて取り決め書の設立拠出国として名を連ね、20年６月４日のグローバル・ワクチン・サミットを主催するなど一連の取り組みに協調的ではあるが、同年４月24日のＡＣＴ‐Ａ発表の場にはジョンソン首相ではなく、ドミニク・ラーブ外相がスピーチに立った。

20年の英国は、「ブレグジット（Brexit）」と呼ばれるＥＵ離脱が確定し、加盟国と同様に扱われる移行期間が年末に終了するというタイミングであり、仏独伊、ＥＵとは少し距離を置いたとも取れる。一方で、米国のゲイツ財団がいるのと同様、自国の保健支援団体ウェルカム・トラストが当初から関わっているので、政府とは別のところで、むしろ英国は中心的な役割を果たし続けている。この点、日本はこうしたフィランソロピスト（慈善家）的な活動が乏しく、政府が姿を消すと、とたんに存在感を失ってしまうのが残念だ。

英国は、20年３月末にＧ７首脳として初めてジョンソン首相自身がコロナに感染。感染者数は世界でも10位以内にあり、ロックダウン（封鎖）を繰り返すなど対応がうまくいかず、後の支持率低下につながった。英国は公衆衛生学や感染症学の水準が高く、世界的な製薬大手も擁する。政府は巻き返しのため、英オックスフォード大などのワクチン開発に８４００万ポンド（約１１５億円）の追加投資を行うといった支援策を打ち出した。12月８日には、先進国として初めて新型コロナワクチンの接種を開始した。中国やロシアではすでに接種を始めていたが、大規模な臨床試験を経て国の承認を得たワクチンの接種は初めてだった。

ワクチンの臨床試験結果や承認の見通しが報道されるようになった20年秋頃には、世論調査で不支持が上回っていた首相の支持率も底を打ち、21年5月には支持が不支持を上回ったこともあった。与党・保守党の支持率も上がった。その後を見ると、一時的なものではあったようだが、ワクチン一番乗りの効果が政権浮揚につながったとみることができる。

自国優先のナショナリズムだけでなく、ワクチン開発は、大国にとっての国威発揚や政権の支持率回復、影響力拡大などの手段にも利用された。コロナ禍はそうした構造も改めて浮き彫りにしたのである。

COVAX「当初目標確保」を発表

COVAXは2020年11月末~12月初旬の時点でも、インド、米国、EUなどが独自に確保したワクチン量の2割にも満たない7億回分しか確保できず、先行きに不安があったが、追加の契約が成立し、12月18日には当初目標の20億回分のワクチン確保の見通しが立ったことを発表した。10月に中国が参加した時点で171か国だった参加国は、WHO加盟国のほとんどを占める190か国に増えた。

Gavi、CEPI、WHOの共同声明[*6]によると、21年第一四半期にワクチンの発送を開始、21年前半にはすべての参加国に割り当て分を行き渡らせ、21年中にAMC制度により92の低・中所得国に向けた13億回分を送る――と見込んでいる。

COVAXをはじめとするACT-Aの制度は、厳格に規制していると国際的に認められた日本や米国、EU加盟国、スイスなど35か国の保健当局の薬事承認に基づき、採用と契約を判断している。こうした判断基準をクリアして、この時にCOVAXが調達を予定していたのは、英アストラゼネカとオックスフォード大、米ノババックス、米ジョンソン・エンド・ジョンソンの医薬品部門ヤンセンファーマ、仏サノフィと英グラクソ・スミスクラインがそれぞれ開発したワクチンだ。契約ごとに条件が異なり、「or（どちらか一方）」という選択肢になっているものも含まれる。

この時点では、欧米系のワクチンメーカーが開発したものばかりだった。米国は仮に政権が関与しなくても、ゲイツ財団の存在があるうえに、米メーカーが効果のある質の高いワクチンを開発すれば、COVAXのような枠組みに貢献できる。

20年4月24日のACT-A発足や5月4日のグローバル対応サミットにいなかったインドは、

表3　COVAXが20億回分を確保したワクチン製造者のリスト（2020年12月18日現在）

英アストラゼネカ／オックスフォード大、米ノババックス、仏サノフィ／英グラクソスミスクライン、米ジョンソン・エンド・ジョンソン（傘下のヤンセン）
上記以外に挙げたワクチン候補の製造者
中国・三叶草生物製薬（クローバー・バイオファーマシューティカルズ）、独キュアバック、米イノビオ、仏パスツール研究所／米メルク／オーストリア・テミス、米モデルナ、韓国・SKバイオサイエンス、中国・香港大学、豪クイーンズランド大／豪CSL

※メーカー表記はWHO発表に基づく

インド血清研究所（SII）がGavi、ゲイツ財団と共同のワクチン供給契約に加わった。

SIIはワクチン生産の世界最大手で、アストラゼネカなどのワクチン製造を億回分の単位で請け負っている。12月18日のスピーチでテドロス氏は、ジョンソン・エンド・ジョンソン、アストラゼネカとともに名を挙げて感謝の意を述べた。こういうところに強みがあると存在感を発揮できる。

ACT-A、COVAXの制度は複雑かつ流動的で、関わることの損得なども読み切れない面があるが、こうした顔ぶれを見ると、日本の名が声明やスピーチのどこにもないのはかなり残念だ。20年末時点で日本の研究機関、製薬会社による独自のコロナワクチンは開発途上にあり、そもそもの選定対象に入っていなかった（表3参照）。

国連で勢力を拡大する中国

中国が国連専門機関トップの座を得たと注目されたのは、李鍾郁《イジョンウク》事務局長の死去に伴う2006年11月のWHO事務局長選挙でマーガレット・チャン氏が選ばれた時だから、その躍進ぶりは急速だ。ちなみに、日本政府の新型コロナウイルス感染症対策分科会の尾身茂《おみしげる》会長は当時WPROのトップで、対立候補の一人だった。

ACT-AやCOVAXをめぐる中国の立ち回り方は、米露とはかなり異なっている。トランプ政権が国連機関や多国間の枠組みからの脱退を次々と表明するのをよそに、中国はそれらにさまざまな方面から接近し、着々と影響力の拡大を図っていた。

この点で特に注目を浴びたのが、20年3月4日にあった世界知的所有権機関（WIPO）の事務局長選挙だ。

当時、WIPOなど15ある国連専門機関のうち、国際電気通信連合（ITU）、国連食糧農業機関（FAO）、国際民間航空機関（ICAO）、国連工業開発機関（UNIDO）の4機関のトップを中国出身者が占めていた。残る11専門機関についても、WHO、国際農業開発基金（IFAD）、万国郵便連合（UPU）のトップはアフリカ出身で、いずれも中国から巨額の支援や投資を受けているという見方もあった。WIPOはワクチンや医薬品の特許にも関連する。ここでＷＩＰＯのトップまで取られてはまずいと、日本は自国候補を取り下げて、米国などとシンガポール候補のダレン・タン氏の支持に回り、中国候補の選出を阻止した。

15の国連専門機関のうちＷＨＯ、ＷＩＰＯ、ＩＴＵ、世界気象機関（ＷＭＯ）、国際労働機関（ＩＬＯ）の5機関の本部がジュネーブで、ベルンのＵＰＵを加えると6機関がスイスにある。世界で最も多い。ＷＩＰＯの事務局長選挙は日本でも話題を集めたが、トップの出身国リストを一覧表にする新聞はあっても、本部がどこにあるか、その多くが集中している都市はどこかに言及するものはなかった。中国の台頭の話であって、本部所在地は問題ではないと言われればそうなのだが、こういうところに「ジュネーブへの疎さ」が出る。

しかも、この「15分の4」に基づく中国脅威論には、ちょっと誤解がある。

国連システム、国連ファミリーと呼ばれる傘下機関はもっと多く、例えば、国際原子力機関（ＩＡＥＡ）や世界貿易機関（ＷＴＯ）などは専門性が高いようでも専門機関に含まれない。ＩＡＥＡやＷＴＯなどに比べれば、あまり影響力の大きくない専門機関もある。

確かに15分の4というのはかなりの勢力ではあるし、国連人権理事会でも、新疆《しんきょう》ウイグル自治区やチベット自治区、香港の民主化運動への弾圧などで批判を浴びているにもかかわらず、中国は協議グループのアジア太平洋地区代表を務め、10月13日には五度目となる理事国にも選出された。

とはいえ、アフリカを単純に中国の傀儡《かいらい》のように位置づけるのはどうか。国連機関にアフリカ出身者が多いのは、国連活動の三本柱が平和・人権・開発（発展）であり、「開発」の部分でアフリカが多く関わっているためとも言える。また国連の本部・事務所は、米ニューヨーク、スイス・ジュネーブ、オーストリアの首都ウィーン、ケニアの首都ナイロビにそれぞれある。こういう地の利も作用している。

また、地元枠の席に漫然と不適切な人材が座っているわけではなく、環境、開発、人道支援などに関連する博士や修士を欧米の大学院で取得したアフリカ出身の国連幹部が目立つ。中国の台頭を警戒するにしても、何もかもを安易に結びつけるのは話を盛り過ぎている感があり、連想のようなレベルでの批判は偏見や誤解につながる。

中国は、国連がどういうものかを熟知したうえで戦略的に影響力を拡大している。そういう狙いでアフリカに目を付け、国際社会での影響力を高めようとしているのだとしたら、今なお、高級官僚を霞《かすみ》が関《せき》的な基準で国際機関のトップに据えようという発想ばかりの日本のやり方では太刀打ちできない。プロパー職員として国連機関で活躍する日本の専門職者も多いのに、そこを飛び越して霞が関の序列や論理で官僚を押し込もうとしてもそれは無理だ。

ただ中国脅威論をとなえていればよいのではない。学習し、変化し、成長する中国に日本は真剣に対処しなければ、国際社会で出遅れるばかりだ。

第六章　早期警戒網とオープン化

先駆けとなったGPHIN

公衆衛生上の緊急事態に関するオープンソース利用・EBS型（第一章参照）の早期警戒網として先駆的役割を果たしたのが、カナダ政府がWHOの協力を得て1997年に開設した「地球規模公衆衛生インテリジェンスネットワーク（GPHIN《ジーフィン》）」だ。現時点で、EIOS（オープンソースからの流行病インテリジェンス）以上に仕組みやスペックなどの情報公開が進んでいるので、これを例に詳細を見てみたい。

GPHINは首都オタワのカナダ公衆衛生庁に拠点を置き、ネット上のニュース記事など9言語（国連6公用語の英、仏、露、アラビア、スペイン、簡体字中国語と、ペルシャ、ポルトガル、繁体字中国語）の公式・非公式のオープンソースを24時間体制で自動収集している。

各言語に通じた十数人の分析官がいて、独自のアルゴリズムを通じて集約された膨大な事象のリストを精査し、特に重大と思われる事象と判断した場合は、毎朝開かれる公衆衛生庁の上級管理者会議に状況報告を提出し、必要な行動を話し合う。

ただ、ほとんどの情報は会議に報告するまでに至らない。GPHINは通常、1日あたり7000件超の情報を扱うが、報告作成までこぎ着けるのは0・1%程度だ。

こうしたシステムがどのような形で緊急事態の兆候を検出するかだが、例えば、感染症による入院を伝える地元言語の報道が相次いだり、体調不安を訴えるツイートなどが特定地域で増えたりすれば、監視追跡の対象になるだろう。

もっとも、カナダ公衆衛生庁の2019年11月12日の報告[*1]によれば、ツイッターはGPHINが扱う全情報量の1%に過ぎず、約8割は有償・会員制の包括的なニュース提供サービスである米ダウ・ジョーンズの「ファクティバ」が占める。日本を含む各国の主要紙、雑誌、通信電などの速報を会員向けに提供するサービスで、報道各社の速報をこのサービス経由で入手していることになる。

GPHINは当初、オープンソース利用の速報性を探る一研究に過ぎず、カナダ政府の期待も決して大きくなかった。だが、今世紀初めのSARS流行の際、2002年11月27日の時点で中国語の情報から兆候を察知して監視を開始していたことから価値が見直された。WHOが「中国の非定型肺炎」に対して「世界的警報（global alert）」を発したのは03年3月12日。SARSと命名し、より強い「緊急渡航勧告（emergency travel advisory）」を出して航空会社などに注意を呼びかけたのは15日だった。

カナダからの報告を受けたWHOは02年12月、中国側に照会を行い、中国はWHOに情報を提供するようになったが、内容が不十分だったために警報が3月にまでずれ込んだ。今回と構図が似ている。

いずれにせよ、カナダでは04年4月に包括的国家安全保障政策の改定がなされ、直前のSARSと北米大停電（03年8月）の教訓から、公衆衛生や危機管理を主要分野と位置づけた。これにより、研究の一つに過ぎなかったGPHINは実運用に耐える現行体制に拡充されたのである。

導入は世界に拡大

ネット、オープンソース、EBS、自動収集といったGPHINの要素を何らかの形で取り入れた早期警戒システムはその後、多国間、政府、大学や研究機関、民間とさまざまなレベルで導入が拡大していった。

多国間の枠組みでは、先進7か国（G7）に欧州連合（EU）やメキシコを加えたメンバーで構成する「世界健康安全保障イニシアティブ（GHSI）」のもとで、2009年にEAR（Early Alerting and Reporting）というシステムが構築された。13年には、EUの執行機関・欧州委員会とWHOの共同でHDRAS（Hazard Detection and Risk Assessment System）も開発された。

欧州委員会では、多言語のオンラインニュースを収集し、さまざまな異変や脅威の予測に役立てる「欧州メディアモニター（European Media Monitor　EMM）」というシステムを傘下の共同研究センター（Joint Research Centre　JRC）が2000年代に開発しており、ここから得られた保健・医療関連の情報に基づく「医療情報システム（Medical Information System　MedISys）」も設立された。

大学や研究機関では、次のようなものがある。

米ハーバード大医学部の研究者の主導で06年から運用が始まった「ヘルスマップ」は、ニュース検索サービス「グーグルニュース」などの情報をもとに、世界の感染症発生情報をオンラインの電子地図に表示する。14年3月14日、西アフリカ・ギニアでのエボラ出血熱流行の端緒を地元報道からいち早く検知した実績がある。ギニア保健当局によるエボラ集団感染の公式発表は3月22日、これを受けたWHOの疾病流行情報は翌23日だった。

米中央情報局（CIA）も一時、米ジョージタウン大学に出資する形で、オープンソース利用のEBS型システムの研究開発をしたことがある。

日本でも06～14年に国立情報学研究所のナイジェル・コリア准教授（当時）が中心となって「バイオキャスター（BioCaster）」という早期警戒網の試験的な運用が行われた。残念なことに後継システムの開発は、コリア氏が移籍した英ケンブリッジ大で進められている。

90年代に登場したProMED

こうした先端的な情報通信技術を反映したシステムとは異なるが、本稿でもすでに何度も登場している「ProMED（新興感染症監視プログラム）」も、重要かつ実績のある早期警戒システムだ。

ProMEDは1994年、医学・保健関連の情報を迅速に世界中の関係者が共有するための公開メーリングリストとして発足した。

核不拡散や国防、安全保障の問題を主に扱う民間活動団体「米国科学者連盟（FAS）」が前年、WHOと共催の会合で、生物的脅威を素早く検知して対応するための地球規模プログラムとしてその構想を打ち出した。

FASの生物兵器検証に関する作業部会を率いていた米ロックフェラー大学（当時）のウイルス学者スティーブン・モース氏らが発起人となってシステムを開設し、現在は米マサチューセッツ州ブルックラインに本拠を置く「国際感染症学会（ISID）」が運営にあたる。

配信されるメールは専門性の高い内容だが、医師でなくても登録も投稿もできる。人の病気に限らず、鳥インフルエンザや口蹄疫《こうていえき》のような動物の感染症など幅広い保健情報を発信している。GPHINなどのシステムの先駆けとはいえ、今も日本を含む多数の医療・保健関係者やメディアの人々に広く活用されている。

EIOSの土台となる

これらシステムのうち、国際的な枠組みに根ざしたEAR、HDRAS、MedISys／EMMは、EIOSの原型となった。GPHINとヘルスマップ、ProMEDはEIOSの中核的な情報供給源として機能している。カナダ公衆衛生庁の2019年11月の報告によれば、EIOSが扱う情報の2割程度がGPHIN経由である。

ＥＩＯＳに集まる情報は、20年3月末の時点で1日あたり22万8000件に達した。情報の2割を占めるＧＰＨＩＮが平時に1日あたり7000件超という数字を出していたことを考えれば、新型コロナで情報量がいかに増えているかがわかる。20年を通して、コロナ関連だけで2600万件に達したというから、変動はあったにせよ、コロナ以前の水準を上回る膨大な情報を監視していたことになる。

これまで触れてきたように、こうしたシステムは、ボトムアップ的なＩＢＳ型の通知よりも、早く情報を検知できる特性がある。ただ、ＳＡＲＳでも、新型コロナでも、ＷＨＯは中国側の通知を待たずに情報を早期につかんでおきながら、世界に向けての情報発信が煮え切らない結果になった。情報を早く把握することも重要だが、それをどう判断し、的確な指示を出すかが最も問われるのである。

課題はほかにもある。米有力研究機関「ランド研究所」のジェニファー・ブーイ上席政策研究員は20年3月に米下院に提出した書面で[*2]、海外のソーシャルメディアやウェブサイトを遮断する中国のメディア統制がこうした取り組みの懸念材料になっていると指摘した。メディアの遮断によって、ＥＢＳ型システムが情報にアクセスできず、機能不全を起こす危険がある。しかも、中国は新興感染症が多発する地域だ。ブーイ氏は書面の中で、システムが本来の効果を発揮するには「すべての国で一貫したネットの公開性が必要だ」と訴えている。

新型コロナをめぐっては、ＳＮＳなどで取りざたされる「〇〇が予防に効く」「モノがなくなる」といった偽情報も問題となった。このため、玉石混交のオープンソースを収集するだけでなく、これを補完するものが必要になるとの考えも出てくる。トロント大学のウェズリー・ワーク名誉教授（国際公共政策）は、筆者の取材に「グローバルヘルスのサーベイランス（監視）システムは、国際保健規則（ＩＨＲ）の通報体制、オープンソース利用の官民の情報網、同盟国間の情報機関による保健インテリジェンスの共有——の三本柱が支えることになる」との見解を示した。どのくらい導入が進んでいるかは表に出にくいが、特に三番目の保健インテリジェンスの重要性は今後高まるだろう。

オープン化と公表迅速化

もう一つ、新型コロナのパンデミックで存在感を示した新しい潮流と言えるのが、「オープン・アクセス」である。この言葉は様々な意味合いで使われるが、ここで取り上げるのは、査読前でも学術論文を即時に制限なく無償公開し情報共有する動きだ。通常、学術論文は査読に半年以上を要するが、今回のように事態が動いている時には、一刻も早く信頼できる情報が欲しい。これがあれば、研究者間の情報共有が格段に加速し、事態の原因となっている流行病などの解明が進むだけでなく、国際的な対応にも前向きな効果をもたらす。

オープン・アクセスを支える柱の一つが「プレプリント・サーバー（草稿投稿サイト）」だ。査読が済んでいない掲載前（プレプリント）の論文を暫定公開し、緊急性の高い情報を研究者間で共有する場として近年よく使われる。２０１７年頃からは特に活発化し、医学、生命科学、化学など分野ごとに特化したサイトも開設された。

査読が済んでいないとはいえ、論文である以上、研究者が実名で所属機関も明かし、データや引用文献も示しているのだから、自称専門家によるＳＮＳへの投稿やテレビでの即興的コメントに比べればはるかに当てになる。

今回はこれに加え、20年1月下旬から英ランセット、米ニューイングランド・ジャーナル・オブ・メディシン（The New England Journal of Medicine　ＮＥＪＭ）、米医師会雑誌（The Journal of The American Medical Association　ＪＡＭＡ）、英医師会雑誌（British Medical Journal　ＢＭＪ）という世界四大総合医学誌に数えられるすべてが、新型コロナ流行時の期間限定ではあるが、関連論文のオープン・アクセスに相次いで踏み切った。大学の紀要なども同様の措置を取っている。学術誌単独ではなく、プレプリント・サーバーとの共同作業による公開も行われた。

ＷＨＯのＰＨＥＩＣが宣言された直後の20年1月31日には、先にも触れた英ウェルカム・トラストの主導で世界の主要学術誌や学界、保健当局などによる「ＷＨＯの世界的な対応に役立てるため、関連論文の即時のオープン・アクセス化に協力する」との共同声明[*3]が発表された。同様の声明[*4]は、ジカウイルス感染症（ジカ熱）が流行した16年2月10日にも発表された。この時30団体ほどの賛同者で始めた試みは今回、後で追加された団体も含め約１５０にまで増えた。この中には、米国立衛生研究所（ＮＩＨ）、米疾病対策センター（ＣＤＣ）、中国疾病予防コントロールセンター（中国ＣＤＣ）、中国肺癌《はいがん》雑誌、日本医療研究開発機構（ＡＭＥＤ）、複数のプレプリント・サーバーが含まれる。

鳥インフル、エボラ出血熱の教訓

こうしたオープン化の動きは、この10年ほどで広がり始めた。国際対応と病気の解明の双方を促進するとはいえ、当初は各学会や学術誌の側に「簡単には応じられない」という意見も少なくなかった。

学術論文は、査読に一定の時間を必要とするばかりでなく、学術誌や学会の維持のために購読・閲覧が有料のものも多い。そのうえ、研究データのオープン化にはワクチン・治療薬の特許取得や先取権などの面でリスクがある。

後者に関しては、高病原性鳥インフルエンザH5N1の人への感染拡大が懸念された2007年に、症例が最も多かったインドネシアが「知的財産権」を盾にWHOへのウイルス検体の無償提供を拒否する事態も起きた。

インドネシアはこの年に米製薬大手バクスターと鳥インフルのワクチン開発・製造に関する相互協力の覚書を交わしていた。インドネシアなどの途上国には、WHOに検体を無償提供しても、先進国が開発した高額のワクチンを買わされることに不満があった。周辺国も同調的で、新型インフルに備えたWHO主導の国際協力体制が崩壊しかねない危機に直面した。

この問題は、11年のWHO政府間会合で、途上国の検体提供の見返りにワクチンを優先供給するという国際合意が成立した後もくすぶり続け、データ共有の難しさを示す教訓ともなった。

こうした状況下で13年末から西アフリカで流行が拡大したのがエボラ出血熱だ。

流行の渦中にあった15年9月、WHOは多数の系列学術誌を傘下に持つ英ネイチャー、米PLoS（Public Library of Science）にNEJM、BMJを加えた4編集部の代表をジュネーブの会合に招き、緊急事態の際には公衆の利益につながる研究成果を迅速に無料で公表するよう要請した。4編集部はこの時に要請に応じる合意文書をWHO側と交わしている。[*5]

エボラ出血熱をめぐっては、特に流行初期の対応で即時の研究成果の公表とデータ共有に消極的な研究機関があり、保健当局やWHOの緊急対応にも影響が出た。これ以上事態を放置するわけにはいかなかった。

この時の合意文書は、未査読、出版前の論文公開について、「ペナルティーを科すべきものではなく、奨励し、義務付けるべきものである」と明記した。公開し共有する対象として、遺伝情報（ゲノム）や免疫学的データ、患者臨床データと医学的な背景情報、動物実験の結果などを挙げた。

この時は4編集部にとどまったが、合意を受け、世界の主要医学誌の編集者らで組織する国際医学雑誌編集者委員会（International Committee of Medical Journal Editors　ＩＣＭＪＥ）が「保健当局によって定義される緊急事態の際、公衆衛生に直結する情報は、ジャーナル掲載の妨げになることなど懸念することなく配布すべきだ。我々は編集者に対し、重要なデータを遅延なく公表した筆者を優先するよう推奨する」との見解[*6]を表明。学界全体としてこの方針を受け入れる姿勢を示した。

試金石となったジカ熱対応

２０１５年から16年にかけ、ジカ熱の流行が起きた。ＷＨＯは16年2月1日にＰＨＥＩＣを宣言。このタイミングに合わせ、先述したウェルカム・トラスト主導による2月10日の声明が発表された。

ジカ熱流行の当初は、15年9月の合意文書などを通じて、以前の無の状態に比べればそれなりに前進はしていたものの、まだオープン化は途上にあった。知財や先取権、それによる経済的利益の損失などの懸念に加え、拙速なデータ公表によって被る研究者や研究自体への否定的な評価、臨床研究での個人情報の扱いや医療倫理に関わる問題――などさまざまな不安を訴える声が学界や関係者の間に依然としてあった。

ジカ熱のＰＨＥＩＣを機に、ウェルカム・トラストが音頭を取って学界、業界をとりまとめたのはそのためでもあった。ほぼ同時期に発表されたＷＨＯ紀要には[*7]、研究者に論文・データの公開、共有を呼びかける論説が掲載されている。

さらに、後押しをする仕組みとして、16年3月には、国際枠組み「感染症のアウトブレイクに対する国際連携ネットワーク（Global Research Collaboration for Infectious Disease Preparedness ＧｌｏＰＩＤ－Ｒ）」にデータ共有のための作業部会も設立された。ここにはＷＨＯ、欧州委員会、各国の保健機関などの公官庁のほか、ゲイツ財団やウェルカム・トラストの代表が参加している。

パンデミック初期の兆候にどう反応するかは、行政や保健当局にとっても、医療関係者や研究者にとっても判断が難しい。感染者数が少なく感染域が限定的な流行初期には、対応にあたる医療・保健関係者も限られ、査読前の公表を推奨したところで反応は鈍いものだ。深刻度がはっきりしない段階で、専門家だけでなくメディアも入り乱れて過剰反応をしては、「騒ぎ過ぎ」と批判されるだけだ。

ジカ熱の場合も当初は、情報共有が十分とは言えず、はっきりしない、模様眺めのような鈍い反応だった。

これはジカ熱という感染症の特性もあったのかも知れない。鳥インフルやエボラ出血熱に比べ、感染症自体の致死性は決して高くない。流行の範囲がブラジルなどに限定的なうえ、最大のリスクが、妊婦の感染時に小頭症児を出産する率が高まるという条件付きのものだったり、さらにはそのリスクをめぐっても意見が分かれたりと、緊急度の読みが難しい側面があった。

だが、そうこうしている間に中南米では感染が広がり、米国などの専門家から、直後に控えたリオデジャネイロオリンピック・パラリンピックの延期か、ほかの場所での開催を求める声まで出る事態となった。

研究成果のオープン化が進まないと、国際的な対応と感染症の科学的理解の双方が停滞してしまう。今回のPHEICを受け、オープン・アクセスを支持する声明の賛同者が150団体にまで増えたのは、新型コロナウイルスに対する強い危機感の表れであるとともに、医学界がエボラ、ジカと経験を重ね、オープン化の重要性を痛感したためでもあるだろう。

コロナ関連文献は20年2月末までに1300本を超す

筆者は文献検索サイトのグーグル・スカラーを通じて、公式疾患名「COVID-19」、当初WHOなどが使用した暫定ウイルス名「2019-nCoV」、公式ウイルス名「SARS-CoV-2」のいずれかの用語を使った論文や報告書を探し、それらを一つずつ読んで掲載先や公開条件などについて集計した。

新型コロナに関する論文や報告書などの文献は、2020年1月20日頃から急増した。WHOがPHEICの宣言を判断する緊急委員会の招集を決めた時期だ。こうした流れからも、事態が当初どのように扱われていたかがうかがえる。その数は日を追って増え、流行当初の1〜2月だけで1300本を超えた。

一つの新興感染症について、これだけ多くの文献が集中的に公表されるのは異例だ。電子ジャーナルの普及などの条件が異なるが、ジカ熱や09年の新型インフルエンザの流行時に比べても多い。

1300本超のうち4割は有力プレプリント・サーバーへの投稿だった。残りも大半が学術誌や大学紀要の無償公開によるもので、課金や会員登録など入手・閲覧に制限がある文献は全体の4％に過ぎなかった。

使用言語は英語が圧倒的多数を占めるが、当初の発生地だっただけに中国語の文献も多く、全体の6％を占めた。掲載誌は中国科学院刊や中華結核和呼吸雑誌、微生物与感染など二十数誌にわたる。

言語はどうあれ、データを公開し、研究者間で共有することがまずは重要だ。今なら機械翻訳もあり、手がかりはつかめる。有力誌ではないが、中国は英文版の学術誌も多く刊行しており、良くも悪くもかなりの発信力がある。

中国当局の発表には、新型コロナの死者数が後で上方修正されたこともあり、伝達遅れや情報隠しを疑う批判もあるが、今はソーシャルメディアはもとより、オープン・アクセス、グーグル・スカラーのような環境もあり、情報の流れは抑えきれない。これを利用して外部に発信するほうが有益だと判断したのだろう。

むしろ、少なくとも序盤は、グーグル・スカラーの検索で日本発の文献はほとんど引っかからなかった。理由としては、オープン・アクセスに対応できていない、英文での発信に消極的、最低限の科学上の約束事である学名（公式名）を使わずに日本語の報告書を作成している――などが考えられる。

クルーズ船「ダイヤモンド・プリンセス号」の対応など早期に世界に発信して共有すべき情報があったはずだが、この点は出遅れたと言わざるを得ない。あまり話題にならなかったので、問題として顕在化はしていないが、今後に課題を残したと言える。

インフォデミックという「副作用」

一方で、査読前の論文を公開することは、未確定な情報の流布という「副作用」もある。インドの研究者が「新型ウイルスとエイズウイルス（ＨＩＶ）のたんぱく質に奇妙な類似性がある」との論文をプレプリント・サーバーに投稿し、メディアやＳＮＳ上で「人工合成された生物兵器ではないか」などの陰謀論も流れ、圧倒的多数の科学者から批判を浴びた。著者は後に差し替えを表明した。

同様に、新型コロナはＬ型とＳ型に大別でき、Ｌ型は「感染力が強い（more aggressive）」とする論文を中国の英文学術誌に発表した北京大などのチームが、後にaggressiveをすべて削除し、L型はS型より多く流行している（more prevalent）という内容に修正した事例もある。こうした誇張気味の不確かな論文投稿やソーシャルメディアなどに流れる偽情報は、パンデミックになぞらえて「インフォデミック」と呼ばれている。

有力プレプリント・サーバーであるバイオアーカイブ（bioRXiv）とメドアーカイブ（medRXiv）の共同創設者である米コールド・スプリング・ハーバー研究所のジョン・イングリス博士は筆者の取材に対し、「プレプリント・サーバーの情報は、信頼性や重要度の選択がなされていない。科学者がそれを判断し、確かめ、発展させるためのものだ」と強調した。

メドアーカイブのホームページには赤い文字の英文でこう書いてある。

《注意　プレプリントは、査読によって認定されていない予備的な報告です。それらは、臨床の診療または健康関連の行動指針として扱うべきものではなく、確立された情報としてニュースメディアで報道されるべきものでもありません》

本来のペースであれば、2020年のうちは、ごく初期の症例を扱った論文がようやく査読を終えるくらいの頃だ。このような段階で決定的なことを言えるはずがない。最終的にどうなるかはわからないが、効果があると騒がれた薬でも、実際に臨床試験や研究を始めてみると、期待どおりの結果が得られないといった事例も相次いだ。

日本の「富士フイルム富山化学」が開発製造した新型インフル治療薬「ファビピラビル（商品名アビガン）」は、中国の臨床試験で有効との報告があり、日本政府が流行初期の段階から世界展開も視野に早期承認に期待を寄せていたが、国の審査で「効果などを確認するのは難しい」との意見が出て、20年中の承認は得られなかった。ファビピラビルには、妊娠中の女性が服用した場合の赤ちゃんの奇形や流産・死産の可能性も動物実験から指摘されている。

抗エボラウイルス薬として開発され、日米などで新型コロナ治療薬として承認されていた「レムデシビル」も、国際的な臨床試験の評価で「患者に対する治療効果はない」と判断され、20年11月20日にWHOが発表した指針[*8]では「死亡率などの改善効果が認められない」などとして推奨しない方針が明記された。WHOはインターフェロンについても同様の見解を示し、この時の指針で効果を認めたのは、炎症を抑えるステロイド薬のデキサメタゾンのみだった。

２０２１年３月21日付の改訂版指針[*9]では、ノーベル生理学・医学賞を受賞した大村智・北里大特別栄誉教授の業績で、日本国内でもコロナ治療への転用に期待が高まっていた抗寄生虫薬

「イベルメクチン」が取り上げられた。だが、「臨床試験での使用を除いて、いかなる重症度の患者に対してもイベルメクチンの使用を推奨しない」という判断となった。

こうした否定的な評価は、臨床試験の現状に対する判断であって、将来的には見解が変わるかも知れない。ただ、こうした薬剤が「効く」という研究報告も、個々の臨床試験の結果も、未査読での即時公開を通じて周知されている。論文が出た時点では「予備的な報告」であって、確定した情報のように扱うことはできないのである。

感染症に関わる情報環境は格段に進歩している。総じて言えるのは、それを扱う我々の理解が追いついていないことだ。潮流が変わっているのに、旧態依然とした過ちを人間の側が繰り返している。医療現場だけでなく、メディアこそ変化に適応しなければ、その報道が政策にも悪影響を及ぼし、かじ取りを誤らせてしまうのである。

第七章　ＷＨＯとジュネーブ

そこに「ＷＨＯ」はない

スイス西部、レマン湖の南西岸側に位置するジュネーブは、古くから赤十字国際委員会（ＩＣＲＣ）や国際連盟などの本部が置かれた国際都市として広く知られる。世界に８０００人の職員を擁する国際保健の司令塔・ＷＨＯはこの街にある。

私は、レマン湖とそこから地中海に向けて長い距離を流れていくローヌ川との境目のあたりがよく見えるジュネーブ中心地の古びたアパートに暮らしていた。

このあたりは日本の北海道・稚内《わっかない》くらいの緯度に位置し、平均標高約３００メートルのスイス高原の一部ということもあって、年間を通すと日照時間は決して多くなく、気温も東京都と比べればかなり低い。だが、湖の上には道路も建物も作れないおかげで排ガスも騒音もほとんどなく、白い雪を冠したモンブランや、街の象徴でもある湖のジェドー（大噴水）、サレーブ山のむき出しになった地層などの見事な景観が見渡せた。

もし、あなたがこのジュネーブを訪れ、かつての国際連盟本部だった国連欧州本部（パレデナシオン　Palais des Nations　以下ナシオン）をはじめ、数々の国際機関が集中するジュネーブ市北部ナシオン地区を観光したとしよう。

ナシオンの向かいにある国連前広場には、対人地雷やクラスター爆弾への批判を込めたという1本だけ足の欠けた「壊れた椅子」の赤い巨大なオブジェがあり、ひときわ目を引く。平日の日中ならば、そのあたりで、どこかの国の人々が抗議活動やデモをしているかも知れない。アジアやアフリカの民族楽器をかき鳴らし、欧文でも漢字でもない民族文字の書かれた横断幕を掲げ、シュプレヒコールをあげている。珍しいことではない。

ここから南西に向かうジュゼッペ・モッタ通り沿いには、右に世界知的所有権機関（ＷＩＰＯ）、左に国際電気通信連合（ＩＴＵ）の建物が見える。ＩＴＵからさらに左側に目を移せば、国連難民高等弁務官事務所（ＵＮＨＣＲ）。その前にあるペ（平和）通りをさらにレマン湖方面に下っていけば、気候変動に関する政府間パネル（ＩＰＣＣ）の事務局でもある世界気象機関（ＷＭＯ）、さらに、ローザンヌ通りを越えれば、世界貿易機関（ＷＴＯ）もある。

では、ＷＨＯはどこにあるのだろう。国際機関めぐりの出発点であるナシオンの玄関口の前に立ち、もう一度よく見回してみる。

玄関前に標識があった。通りの名前や国際機関の略称とおぼしき文字列がいくつも並んでいる。だが、ここに「ＷＨＯ」の文字は見当たらない。国際機関めぐりの出発点に行けば、世界的に有名なＷＨＯくらい標識に書いておいて欲しいものだ。

実は、そうではない。その標識に日本語でいうところの「世界保健機関」の名前は書いてあるのだ。ただ、「ＷＨＯ」ではない。ジュネーブはフランス語圏だ。世界保健機関は、この街でＯＭＳ（Organisation mondiale de la Santé）と呼ばれている。標識にはたいてい、定冠詞を付けてl'OMSと書かれている。

そうわかって界隈を見回してみると、ナシオンに近いフランス通りの交差点や、プティサコネ通りそばのチーズフォンデュ店の向かい側の標識にＯＭＳと書かれていることがわかるはずだ。

何だかトリビアのような話になってしまったが、あえて、こんな話をしたのには目的がある。我々は誤解している。欧州に対しても、スイスに対しても、国連に対しても、ＷＨＯに対しても――。その象徴的な例を示したのだ。

欧米のくくりで埋没するスイス

相方が英語を話すと、「欧米か！」と突っ込む漫才がはやったように、我々は欧州も米国も同じようなものと決めつけてしまってはいないだろうか。

英語だけを例にとっても、欧米人すべてが英語を話すわけではないし、みなが英語に堪能なわけでもない。特に、大陸欧州には英語が母国語の国は基本的に存在せず、どの国の人にとっても外国語だ。

米国で何かが発表されると、欧州の分まで代弁してしまったかのように「欧米では～」とひとくくりで扱われてしまうことは報道に限らずよくある。

だが、欧と米、特に、トランプ前政権など最近の米共和党政権下では、両者の関係性も、対国連の姿勢も大きく違うし、欧州にしても欧州連合（ＥＵ）を離脱した英国と大陸欧州は、言語も通貨も違い、世界観や価値観もかなり異なる。欧州には、ＥＵ加盟国もあれば、非加盟の国も、冷戦時には西側だった国も、東側だった国もあり、そこにまた格差や宗教、言語、文化等々の違いがある。それを言い出せばきりがないのは承知している。アジアもまた似たようなものだということもわかっている。

ただ、こうした中で、G7のメンバーでもなければ、EU本部が置かれる「欧州の首都」ブリュッセルでもない、スイス・ジュネーブからの情報発信は、とりわけ米国一つで欧米を代表させることとさえある日本の報道の中では埋没してしまいがちだ。

ジュネーブの国連機関のニュースは、スイスという人口800万余りの欧州の小国の話ではなく、国際社会の方向性に関する決定や見解だというのにわかってくれない。米国を頂点とする欧米の序列で判断する性質の話題ではないのだ。こちらのひがみかも知れないが、発信地のクレジットを基準にデスクや編成が記事の扱いを決めてしまったのではないか、と腹が立ったこともたびたびだった。

そのうえ、仮に筆者から見ても相応と納得できる扱いで記事が掲載されたとしても、今度は読者が見向きもしてくれないということもある。とても残念だが、その傾向は間違いなくある。興味がないというより、日本の人々がそちら方面に疎くなってしまっているという感覚だ。

そもそも、ジュネーブに常駐の特派員を置く日本の報道機関は、私の勤務していた時でさえ、全国紙、経済紙、通信社各1社ずつしかなかった。民放テレビまで含めた各社が駐在するワシントンやニューヨーク、北京、ロンドンなどとはかなり様相が異なる。

同じカテゴリーの社はいないのだから、気を抜いているとライバル社にだけ記事が載ってしまうという緊張感もなくなる。それはそれで楽なように思われがちだが、総じて言えば、非常につらい。記事が没になっても「他社は載せているじゃないか」と文句も言えないからだ。

かつては、もっと多くの社が取材拠点を置いていたが、年収約1億円以上の高額所得者が全人口の5％という金持ちの国スイスは、物価も現地雇用の賃金もまた世界トップ級で高いため、撤退する報道機関が相次いだ。

これは日本に限った話ではない。事実、ジュネーブに駐在している国外メディアの特派員は世界的通信社や近隣国の新聞、テレビなどで、先に挙げた大都市に比べるとかなり顔ぶれが限定される。高い駐在経費を払ってでもこの街に特派員を置きたくなる魅力が薄れているのだ。

沈みゆく「大陸」

フランス革命期から19世紀初めにかけてフランスの外相などを務めた著名な外交家タレーランは1815年のウィーン会議で「世界には五つの大陸がある。欧州、アジア、アフリカ、アメリカ、ジュネーブだ」と言ったとされる。米ニューヨーク・タイムズ[*1]も仏ル・モンド[*2]もこれを引用しているので、かなり知られた話のようだ。調べてみると、古い話のために、5番目の大陸が「スイス」であったり、「5大陸とジュネーブだ」と発言したことになっていたりで、[*3・4]

真相ははっきりしないのだが、国際連盟の本部が置かれる前から、それくらい独特の存在感を放っていたのは確かだ。発言は、タレーランの思うとおりにならないジュネーブへの皮肉だったらしい。当時、ジュネーブ領土内にはフランスの飛び地があり、その扱いが会議での一つの争点となっていた。ただ、このことだけでなく、その後の経過も含めた意味合いからも非常に興味深いたとえなので、繰り返し引用されるのだろう。

第二次世界大戦後、新たに創設された国際連合の本部は米ニューヨークに移ったが、それでも、永世中立国スイスの国際都市という存在感は重要な意味があり、冷戦終結に向けた転換点とされる１９８５年のレーガン米大統領とソ連のゴルバチョフ書記長による米ソ首脳会談など、いくつもの歴史的な会合がジュネーブのレマン湖畔で行われた。

だが、東西冷戦が終結すると、その存在感も次第に弱まり、ジュネーブという看板が持つ外交上の影響力も低下した。すべての国連加盟国が参加して侃々諤々《かんかんがくがく》の議論をするという理念よりも、Ｇ７など大国のリーダーシップによる枠組みのほうが重視されるようになった。

軍縮の多国間交渉を行う唯一の場であるジュネーブ軍縮会議はかなり前から機能不全、不要論がささやかれている。また、２０１０年代中～終盤にジュネーブで繰り返し開催されたシリア内戦の和平協議は、何の進展もなく時間だけを費やしたうえ、戦闘で優位に立つアサド政権側を支持するロシア主導の有志国協議が唐突に始まったことで存在意義を大きく失った。

史上初となる2018年の米朝首脳会談が行われる際も、レーガン・ゴルバチョフ会談の舞台となったジュネーブでの開催を期待する声が地元からは出たが、シンガポールに奪われてしまった。

日本に限らず、世界が、かつて「大陸」と言われたジュネーブに、そこまでの価値も魅力も感じていないのである。

結局、こうした事情によって、WHOからの発信は、ほかの大国からの圧倒的な報道量の中で埋没し、人々に届きにくくなっている。これまでの章でも折に触れ、このことに言及してきた。

トランプ米大統領がWHOを離脱する意向を示したり、批判的なツイートを投稿したりした話題はその都度どのメディアも報じるが、WHOからの発信はそれなりの節目の話でもメディアに載るとは限らない。新型コロナでは一面扱いだったPHEICでさえ、過去には、宣言時はまだしも、解除のニュースは新聞に載らないこともあった。

国際政治は実力の世界であり、メディアは権力構造を反映する。同じことを言っても、影響力の大きい人とそうでない人とでは扱いも違う。

問題は、そういう非情のメカニズムによって社会が被る影響だ。ポピュリストの暴言は世界を駆けめぐるのに、WHOや国際保健体制の情報発信が人々に届かなくなるのは大きな損失であり、不公平である。

それだけではない。例えば、日本でジュネーブという街の「構造」を意識せずに、仮想の国際保健改革を叫んで意味があるだろうか。仕組みが良くないから変えようというにしても、仕組みを理解していなければ変え方もわからない。

コロナをめぐっては、日本でもさまざまなメディア上で百家争鳴の議論が起きた。こうした中でも強硬な部類に含まれるであろう「コロナ騒ぎ過ぎ論」的主張の中には、国際保健やIHR順守の視点が欠けているものが少なくない。WHOを頂点とする国際保健の仕組みを無視あるいは軽視することは、医療・保健の崩壊や国際社会での日本の発言力低下にもつながる。

実際、もうすでにジュネーブに対する疎さが作用したように感じる場面もある。先に触れたACTアクセラレーターのような欧州主導の枠組みで、日本はG7メンバーとしてのメンツは保ったものの、どこか意思疎通が十分でないように見えた。スイスと国境を接する国が三つも含まれる欧州G7の国々とは意識が違って当然だが、そのあたりの「土地鑑」に疎いがゆえに、今後もっと悪い形での間違いが起きそうな不安もある。

もうだいぶ沈んでしまい、日本からしたら自分たちよりも小さな〝島〟に見えるのかも知れないが、ジュネーブにはまだ大陸の名残がある。歴史的な文脈を軽視すべきではない。

この街に疎いままでは、国際保健だけでなく、人権、軍縮、難民・移民、気候・環境、さらには流行のSDGs（持続可能な開発目標）などこの街が得意とする地球規模課題に対して、出遅れや感覚のずれ、へたをすれば、それらに起因する大やけどさえ負いかねない。

そこで、次項からは、なぜWHOがジュネーブにあり、それが国際保健体制や国連行政にどのような影響を与えているかについて、歴史をたどりながら話を進めることにする。

国際保健の原点は19世紀

WHOとIHRは、国際保健を担う機関および国際法として、互いに影響し合いながら発展してきた。

起源がより古いのがIHRだ。IHRは、1951年制定の国際衛生規則（International Sanitary Regulations ISR）が前身とされるが、その原点はさらに時代をさかのぼり、欧州などでコレラが大流行した19世紀にまで行き着く。

1830～40年代の欧州でコレラが大流行したのを契機に、1851年のパリで「万国衛生会議（International Sanitary Conference）」の初会合が開かれ、ここを舞台に公衆衛生や感染症予防、検疫などの国際的なルール作りが議論された。[*5・6] ＷＨＯはこの会議を「国際保健協力の起源」と位置づけている。

19世紀の頃は、数多《あまた》の国が参加する国際行事については「国際〜」と訳さず、「万国」とすることが多かった。同じ年には、史上初の「万国博覧会（The Great Exhibition）」がロンドンで開催されている。

第1回会議では、初の国際保健のルールとなる「国際衛生条約（International Sanitary Convention　ＩＳＣ）」が俎上《そじょう》に載った。条約は、国際衛生協定とも呼ばれる。だが、フランス政府の主導で開催された第1回会議は不調に終わり、条約は１８９２年のイタリア・ベネチアでの第7回会議でようやく採択された。この時点ではコレラ対策を主眼とした内容だった。当時は流行病の詳しい仕組みも今ほど科学的に解明されてはおらず、コレラの感染力や、当時の交通・物流の主力だった海運への検疫措置の影響などをめぐり意見がまとまらなかった。第二章でも触れたが、感染対策と交通・物流への影響をめぐる議論は、国際保健協力の原点の時代から続いているのである。

その後、追加の二つのコレラ対策や、「黒死病」とも呼ばれたペストの対策の協定（条約）

が採択され、最初のＩＳＣと合わせた４つは１９０３年にパリで開催された第11回会議で一つに統合された。１９２６年の修正を経て、１９４８年のＷＨＯ発足後に制定されたＩＳＲに、その役割を譲ることになる。

ＷＨＯ誕生

20世紀に入ると、深刻な感染症の国際的な流行を防ぐために、こうした会議や条約だけでなく、専門の組織作りに向けた議論も始まった。

１９０３年の第11回会議では、常設の国際保健機関の設置を目指す原則が合意され、これに先立つ02年には、ＷＨＯの米州地域事務局である「汎米保健機構（ＰＡＨＯ）」の前身組織「国際衛生局（International Sanitary Bureau　ＩＳＢ）」がワシントンＤＣに設置された。歴史的には、ＰＡＨＯのほうがＷＨＯよりも古いのである。末尾がＲＯと略されるほかの地域事務局とは異なる呼称があるのもこのためだ。

国際衛生局は後に汎米衛生局（Pan American Sanitary Bureau　ＰＡＳＢ）に改称され、最終的にＰＡＨＯとなった。

１９０７年には、欧米など13か国による政府代表者会議がローマで開催され、パリに本部を置く「国際公衆衛生事務局（Office International d'Hygiène Publique　ＯＩＨＰ）」の設立が決定された。さらに、第一次世界大戦後にジュネーブを本部に発足した国際連盟にも傘下の専門組織として、「国際連盟保健機関（League of Nations Health Organization または Health Organization of the League of Nations　ＬＮＨＯまたはＨＯＬＮ）」と諮問機関の「国際連盟保健委員会（League of Nations Health Committee）」が、１９２０年代の初めに設置された。

ＬＮＨＯは設立の決定と実質的な発足に1、2年ほどのずれがあるため、文献によって設立年次にばらつきがある。当時の新聞記事は残っており、連盟が発足した20年にはすでに常設機関設置に向けた議論が始まり、設置案が採択され、事務局が機能していたことを示す記述がある。[*7]このあたりについてはいずれ掘り下げる機会を持ちたい。

第二次世界大戦の勃発（１９３９年）前には、米州のＩＳＢ（ＰＡＳＢ）と欧州のＯＩＨＰ、ジュネーブのＬＮＨＯと、複数の国際保健機関が存在したことになる。ＷＨＯが公表している国際連盟時代の文献のマイクロフィルムからの情報[*8]によると、ＯＩＨＰには独自に行動する権限がなく、各国保健当局からの情報収集と発信が主な活動だった。また、米国などの「意見の不一致」により、ＬＮＨＯ・保健委とＯＩＨＰの間には協力関係がなかった。

万国衛生会議は、38年まで断続的に14回開催されたが、大戦によって国際保健の協力体制に向けた議論は中断された。ＯＩＨＰも実質的に機能しなくなっていた。

戦後、国連の発足とそれに伴う国際連盟の解散により、公衆衛生分野の国際的な対応を担う「国連傘下の単一機関」の設立に向けた議論が46年から始まった。同年７月22日の国際保健会議（米ニューヨーク）でＷＨＯ憲章に61か国が署名。ＯＩＨＰと、大戦中に設立された「連合国救済復興機関（ＵＮＲＲＡ《アンラ》）」（本部・ワシントンＤＣ）に吸収されたＬＮＨＯの組織・機能を統合する形で、48年４月７日の憲章発効とともにＷＨＯが発足する。[*9] ＵＮＲＲＡにはUnited Nations のＵＮが付くが、国連発足前なので日本では国連とは訳さない。ちなみにだが、中国語は今の国連も「联合国（連合国）」と表記している。ＵＮＲＲＡは終戦を受けてその使命を終え、業務は、国連児童基金（ＵＮＩＣＥＦ）や国連難民高等弁務官事務所（ＵＮＨＣＲ）など複数の人道・支援組織に引き継がれた。

大戦を機に、欧州系のＯＩＨＰやジュネーブのＬＮＨＯが併存した状況から、米国が主導する連合国（後の国連）のもとでの国際保健協力へと、新しい秩序が形成されたのである。

ちなみに発足日の４月７日は、ＷＨＯが毎年さまざまな健康に関する特定のテーマを取り上げて、世界に向けて注意喚起の啓発活動を行う「世界保健デー」となっている。

衛生規則から保健規則へ

1946～48年には、ISCに代わるルールの可能性についての予備調査がすでに行われていた。48年6～7月の第1回世界保健総会で専門家委員会が発足。50年には新規則の草案がまとめられ、加盟国の意見などを踏まえた検討を経て、51年5月の第4回総会で「国際衛生規則(ISR)」が採択された。

ISCが最終的に、コレラ、ペスト、黄熱病を検疫措置などの対象疾患としたのに対し、ISRは、ペスト、コレラ、黄熱病、天然痘、ともにシラミ媒介性の発疹《ほっしん》チフスと回帰熱の6疾患を対象とした。

この手の規制は、渡航や国際商取引、物流などへの影響が常に論議される。ISRもまた「国際交通への干渉を最小限に抑えながら、国際的な流行拡大に対する最大限の安全をより効果的に確保する」ことを原則に掲げた。

ISRは65年まで追加や修正が加えられた後、69年7月に米ボストンで開かれた第22回総会で「国際保健規則」への改称を伴う改訂が採択された。前年に、香港風邪と呼ばれたインフルエンザH3N2のパンデミックが起きていた。

これが直接の引き金ではなかったようだが、時期としては、ネズミやシラミの駆除、消毒などによる衛生対策が先進国を中心に普及し、より現代的な感染症対策への移行が求められていた頃だ。この時にＩＳＲの６疾患からチフスと回帰熱が外された。国際交通への干渉を最小限に抑えながら、最大限の安全を確保する原則は維持され、前文に明記された。

昭和44年（１９６９年）版厚生白書は、この改訂についてこう記述している。

《従来の汚染対策偏重主義を是正して平常の衛生管理対策に重点を移し、国内防疫水準向上の重要性や検疫簡素化の精神も織り込んでいる》

この後、１９７９年にＷＨＯが天然痘の根絶を発表し、翌80年５月の世界保健総会で加盟国から正式承認されたのを受け、81年のＩＨＲの一部改訂では、対象疾患が天然痘を省いた三つとなった。

天然痘は77年10月のソマリアでの患者が自然環境で最後の感染例となった。患者は回復し、発症（発疹）から２年が経過した79年10月26日、ケニアの首都ナイロビでのＷＨＯ会議で根絶が発表された。

この発表は世界的に大きく報道されたが、ＷＨＯは79年10月26日を根絶の記念日とはせず、専門家による確認が別途行われた同年12月9日を「天然痘根絶の日」としている。40周年となる2019年12月の声明でも、この日を「歴史的瞬間」と明記している。なお81年の改訂に際してのIHRの前文は、80年5月の世界保健総会での正式承認にしか触れていない。[*10]

ここで言いたいのは、こういう歴史的な出来事でさえ、リアルタイムの反応の大きさよりも、後付けの評価や事情によって変わってしまうということなのだ。

さらなる改訂へ

こうして見ると、一連の規則（条約）は、時代の変化とともに頻繁に改訂を繰り返してきたことがわかる。一方で、加盟国からの注文にも逆らえない。感染対策の強化と交通・貿易への影響の対立は、実は19世紀以来続く、きわめて古い二律背反なのである。まったく同じではないが、おしなべて言えば「感染拡大の防止か、経済を回すか」の議論が昔から世界中で起きていたということになる。

次の転換点が訪れたのは1995年だった。5月1〜12日の世界保健総会でIHR改訂を要求する決議案が採択された。決議文には、改訂を求める理由として、「社会環境の変化でより伝搬しやすくなるなど、感染症がもたらす公衆衛生脅威の継続的な進化に留意する」とある。[*11]

この時期には、新興・再興感染症の脅威も高まっていた。81年の改訂時には存在が知られていなかったヒト免疫不全ウイルス（HIV）によるエイズの流行が強く懸念されていた時期であり、高度な検査・診断が途上国にまで普及したことで新興感染症が世界各地で報告されるようになるなど、感染症を取り巻く環境が大きく変わろうとしていた。コレラ、ペスト、黄熱病を対象とする規則では対処しきれない。

総会での公式な言及はなかったが、この年は1月17日に日本で阪神・淡路大震災があり、3月20日に化学兵器のサリンを使った地下鉄サリン事件が起きている。一方で、緊急事態対応に関連して、前年にWHOなども協力して横浜で開催された「第1回国連防災世界会議」の言及があった。[*12]

当時のWHO事務局長が日本の中嶋宏氏だったこともあるが、総会に出席した各国代表の念頭に、こうした広範な公衆衛生脅威への対応が喫緊の課題であるとの意識があったことは容易に想像できる。

草案は98年2月に一度まとめられている。もっとも、この頃の国際保健分野の懸案は何よりもエイズであった。この後、途上国が安価なエイズ薬を入手できるよう、WTOの「知的財産権に関する協定（TRIPS協定）」が厳格に保護する医薬特許の緩和を求める国際世論が高まった。各国の国際保健、特に国際法に対する関心は、こちらのほうに重点が移っていった。

２００１年１月22日、「世界保健安全保障：流行病の警戒と対応（Global health security: epidemic alert and response）」と題した理事会勧告が決議された。[*13]

ＷＨＯが２０１７年にまとめた報告書[*14]は、この勧告の表題になった「保健安全保障」について、「公衆衛生分野における新しい概念であり、この概念の導入によって政策転換がもたらされた」と位置づけた。

勧告は、６年にわたり停滞しているＩＨＲ改訂を促す内容で、１９９５年の総会決議にも言及したうえで、「国際的に懸念される保健緊急事態の判断基準」「各国からの通報窓口」など現行ＩＨＲの基本骨格となる項目を挙げ、それらの設定に向けた議論をＷＨＯや加盟国に促した。「国際的……緊急事態」は「health emergency of international concern」と表記され、ここではまだＰＨＥＩＣのＰ（public＝公衆）が入っていない。

過去には、一連の規則（条約）が加盟国の保健当局からの情報だけに依存しているとの指摘もあった。このため、勧告は「ＷＨＯに関連する国際機関や、政府・非政府・政府間の組織など、流行の警告と対応の分野におけるすべての潜在的な技術パートナーとの協力」も掲げた。現行ＩＨＲ体制の基本構造がこの時点で出そろったと言える。

2001年9月の米同時多発テロの直後には、炭疽菌《たんそきん》の芽胞と見られる粉末の入った郵便物を米メディアや議員事務所に送りつける生物テロ事件が起きた。この頃から、「危機管理」が国際的なキーワードとなり、IHR改訂についても、そうした視点と文脈で語られるようになった。

決定的だったのは、03年のSARS流行をめぐる一連の対応だ。前述の17年の報告書は「WHOと国際社会は、国際的な公衆衛生上の緊急事態に対応する体制と法的枠組みを欠いた状態で大胆な対応を取ることになった」と記している。最終的にSARS流行は収束したが、次なる保健緊急事態に備えた規則の抜本改訂が喫緊の課題であることが共通認識となった。

PHEIC導入と課題

こうして2005年5月23日の世界保健総会で、現行IHRが満場一致で採択され、07年6月15日に発効した。

これまで触れてきたとおり、対象疾患は「PHEICのおそれのあるすべての事象」という広い概念に拡大され、何らかの事態が起きた際に、判断基準をもとに事象を評価することが義務付けられた。

ＩＨＲの付録には、こうした評価なしにＷＨＯへの通報が必要な疾病として、天然痘、野生型ウイルスによるポリオ、新型インフルエンザ、ＳＡＲＳが明記された。

また、ＰＨＥＩＣの評価が必須の疾患として、コレラ、肺ペスト、黄熱病、ウイルス性出血熱（エボラ、ラッサ、マールブルグ）、西ナイル熱、その他の国内的または地域的懸念となる特別な疾病（例として、デング熱、リフトバレー熱、髄膜炎菌感染症）を挙げた。

「すべての事象」が対象となるため、これら以外でも、潜在的にＰＨＥＩＣを生じると見なされる事態は、付録に示された「評価及び通報のための決定手続き」のフローチャートに基づいて、各国の当局が評価を行うことになった。

本書や筆者の過去の著作では、すべての事象の例として、各種の災害やテロを挙げている。これはＷＨＯ緊急対応枠組みの手引書（第一章参照）などに基づいている。ただ、こうした事例について、特に国内では、厚労省など日本政府の報告書にも言及がなく、どこまでがＰＨＥＩＣとして扱われるかがあいまいになっている。「すべての事象」なのだから、災害やテロを含むのも間違いではないと開き直ることもできるが、今のところ、国内では、筆者のように幅広に扱う言説は少数派のようだ。

米ジョージタウン大学のローレンス・ゴスティン教授と米ジョージ・ワシントン大学のレベ

ッカ・カッツ准教授は、米医療政策季刊誌ミルバンク・クオータリーに投稿した16年6月の論文[*15]で、「(地震で被災した)ハイチでのコレラ、日本の福島(第一)原発事故、シリア(内戦)での化学兵器の使用など多くの国際的な保健危機で緊急委を招集することすらしなかった」と述べている。両氏は「これら事象はIHR付録に基づき、WHOへの通報が必要だったはずだ」とも指摘し、判断基準のあいまいさについて問題提起した。海外では、フクシマまで例に挙げて、こうした意見も出ていたのである。

新型コロナ対応に関するさまざまな批判や議論を踏まえ、IHRもWHOも改革が強く求められることになろう。改革するならば、直近の問題点だけでなく、コロナ禍より前から存在した課題も含め、より中長期的な視点で実効性のあるものに変えていく必要がある。

第八章　テドロス体制の課題

アフリカ初のＷＨＯ事務局長

テドロス氏は１９６５年３月３日、当時はエチオピア北部のアスマラ（現エリトリアの首都）で生まれた。

テドロス氏の名前は、正しくはテドロス・アダノム・ゲブレイェスス（Tedros Adhanom Ghebreyesus）という。カタカナ表記は外務省やＷＨＯの日本拠点の文書に従った。

エチオピア人の名前には苗字《みょうじ》の概念がなく、最初が自身の名、次が父の名、３番目が祖父である。新聞やテレビではまず見かけないが、ネット上の論考などでは「アダノム氏は」と書いてあるものもあった。これは彼の父親のことになってしまう。

テドロス氏は、初のアフリカ出身のＷＨＯ事務局長である。先代のマーガレット・チャン氏

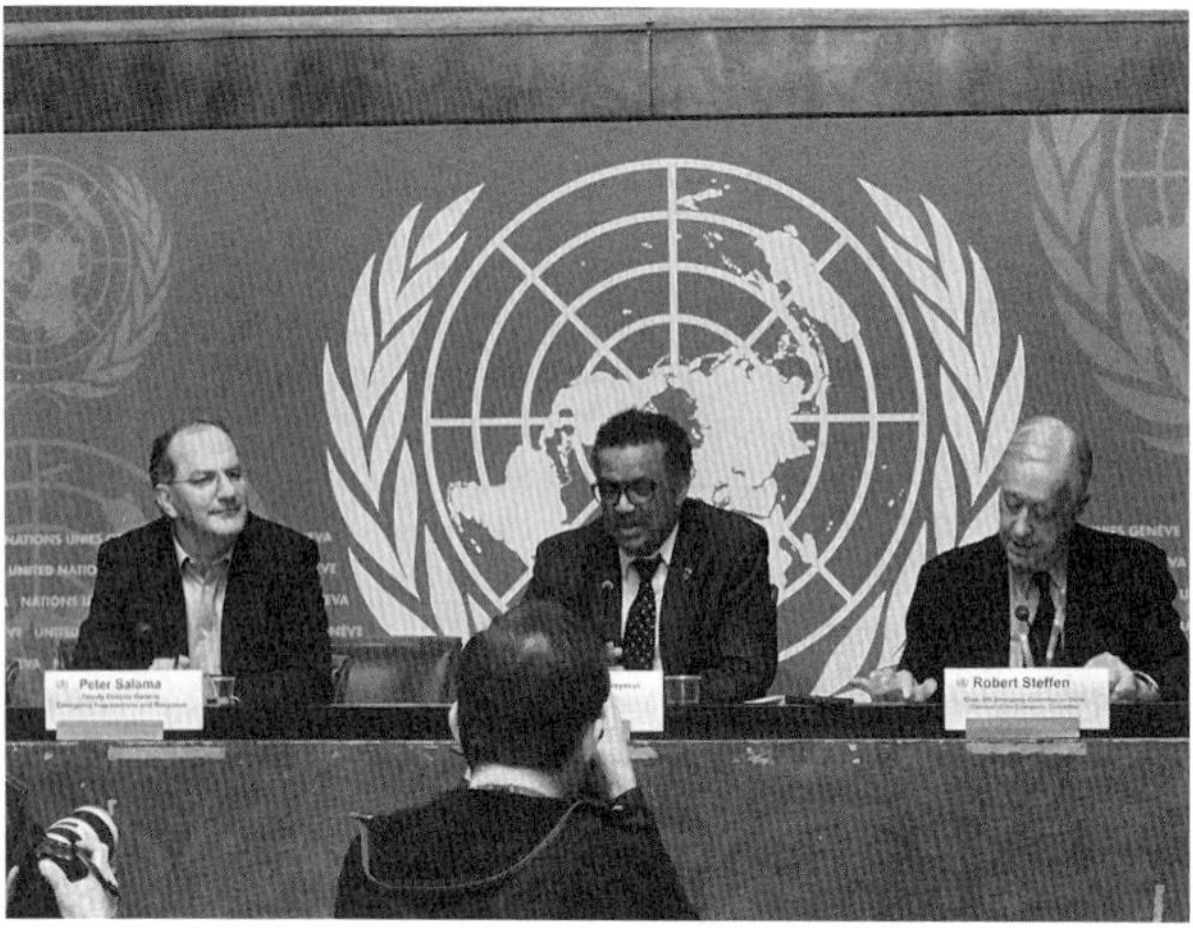

パレデナシオンで記者会見するテドロス氏(中央　2018年５月18日　筆者撮影)

が初の中国出身、その前の李鍾郁氏が初の韓国出身、その前のグロ・ブルントラント氏（ノルウェー）が初の女性、さらにその前の中嶋宏氏が初の日本出身——というふうに、国連機関の幹部の人選というのはさまざまな意味での多様性や目新しさ、機会均等といった視点が作用する側面がある。

東アジア諸国の出身者が日韓中という順で来て、ここでアフリカというのもどこか象徴的だ。アフリカは近年、資源・エネルギー、ＩＴの新興企業による経済成長で存在感が増し、力を付けてきた。旧来の感染症も新興感染症も事例が多くあるから、アフリカ出身者ならば、そのあたりにも文字通りの意味も含め土地鑑があると期待もできる。

２０１７年5月23日の世界保健総会での加盟１８６か国による決選投票で、テドロス氏は、英国のデビッド・ナバロ国連事務総長特別顧問を１３３対50（棄権など3票）の大差で破り勝利した。非公開投票だったため、どの国がどう支持したかはわからないが、初のアフリカ出身事務局長誕生に向け、55か国・地域からなるアフリカ連合（ＡＵ）が結束したと見られている。

一方でナバロ氏は、英国のＥＵ離脱のために欧州票が固めきれなかったとの見方がある。決選投票の前に敗退した、パキスタンの医師で閣僚経験のあるサニア・ニシュタール氏の票もテドロス氏側に流れたようだ。

多民族国家エチオピア

生い立ちについては、テドロス氏自身がスピーチやメディアの取材でよく語っている。

7歳の時に当時4歳だった弟を感染症で失った。医療制度が機能している国ならば治療可能なはずの病気だったが、当時のエチオピアにはそれがなかった。彼は後に、弟が感染したのは麻疹ではないかと推察している。この経験が彼の保健に対する意識の根底にある。

「母親とアスマラの街を歩いていた時に、天然痘のポスターを見た。ワクチンによってこの恐ろしい病気を世界からなくそうとしているＷＨＯという組織について聞いたのを覚えている」

就任20カ月を迎えた2019年3月6日のスピーチで、そう語っている。[*1]

このスピーチやWHOが公表している履歴書によると、地元アスマラ大学で生物学を専攻したテドロス氏はWHOからの奨学金を得て、英ロンドン大学衛生熱帯医学大学院で感染症免疫学を学び、1992年に理学修士（MSc）を取得。00年には、同じく英国のノッティンガム大学で地域保健の分野で博士（Ph.D）を取得した。こうした学歴から、ロイター通信や米公共ラジオNPR（電子版）は「WHO初の医師でない事務局長」とも報じている。

エチオピアは、言語や文字、宗教などが異なる約80もの民族が暮らす。この構造がまたテドロス氏の現在に微妙な影響を及ぼしている。

テドロス氏が生まれ育った北部州はティグレ人の居住域だ。ティグレ人はエチオピア全体では6％ほどの少数派だが、北部では多数派を占める。テドロス氏は若い頃、ティグレ人による反政府ゲリラ「ティグレ人民解放戦線（TPLF）」に参加していたとの報道もある。[*2]

TPLFは、エリトリアの分離・独立を目指す「エリトリア人民解放戦線（EPLF）」などとともに、メンギスツ・ハイレマリアム大統領（当時）が率いる社会主義軍事政権の打倒に動き、これが91年5月の大統領亡命による政権崩壊につながった。

その後、エチオピアではTPLFを率いたメレス・ゼナウィ氏が首相に就任、北部の少数派であるティグレ人が政治の実権を握った。また、この政変をきっかけにエリトリアは独立を果たす。

ただ、それで事態が落ち着かないのが、アフリカ多民族社会の難しいところで、今度は独立したエリトリアとエチオピアとの間で国境をめぐる紛争が起きた。

現エチオピア首相（21年8月現在）のアビー・アハメド氏は、この紛争で関係が悪化していた両国を和平に導いたことで19年のノーベル平和賞を受賞した。だが、翌年11月には、TPLF勢力と政府軍との戦闘が始まった。アビー氏は人口の3割強を占める最大多数派のオロモ人だ。18年4月のアビー政権発足に伴い、それまで約30年にわたり権力側にいたTPLFは反主流派に回った。この間に優遇されてこなかったオロモ人などの積年の不満が対立の根底にある。

テドロス氏はこの件をめぐって、政権側から「TPLFを支援している」と批判されたことがある。本人は否定しており、[*3・4] 真相はわからない。コロナ対応で矢面に立たされる中、エチオピアの対立が思わぬ形で飛び火した格好だ。

閣僚としての毀誉褒貶《きよほうへん》

ティグレ人が実権を握る政権で、テドロス氏は2005年にエチオピアの保健相に就任する。

彼は農村地域の医療支援や医療保険制度の導入、医学部の増設などの改革を進め、国際保健の主要課題である「三大感染症」の結核、マラリア、エイズの国内死者数を大きく減らすなどの成果を上げた。12年から16年までは外相を務めた。この間、グローバル・ファンドなどの国際組織でも外部委員としての要職を担い、事務局長候補としての基盤を築いた。

一方で保健相時代に起きたコレラ流行の隠蔽疑惑もある。これは17年の選挙の前に欧米の複数メディアが報じている。同年5月13日の米ニューヨーク・タイムズ（電子版）によると、06年以降、複数回の流行があったとされるが、テドロス氏は「臨床検査が困難な遠隔地での『急性水様下痢』だ」と否定、エチオピア政府もコレラという言葉を使わず、WHO当局者らが不満を漏らしている、と伝えている。

選挙前の報道となると、対立候補側や各国の思惑含みの意図的なリークかも知れず、慎重に扱うべき必要性はある。彼が事務局長に選出されると、コレラ流行の深刻な被害を受けたとされる二大多数派のオロモ人とアムハラ人のデモ隊がWHO本部近辺に押しかけ、「テドロスはうそをつき、人々が死んだ」などと書かれた紙や反政府武装組織「オロモ解放戦線（OLF）」の旗を掲げて抗議活動を行った。

先述したようにナシオン前の広場などでアジアやアフリカの人々が気勢を上げる光景は正直

なところ、ジュネーブの日常風景だ。ここで批判された事実は無視できないが、抗議自体は問題のひどさや真実性を測る目安にはならない。

実際に彼の保健相時代のコレラへの対応には、何らかの責任を問われるような瑕疵《かし》があったのかも知れない。一方で、ここでもまた、少数派ながら実権を握ってきたティグレ人に対して、多数派側が批判を向けている構図が見える。

独裁者ムガベ氏を親善大使に

コロナ禍を迎える2020年より前、テドロス氏の名が出たとき真っ先に思い浮かぶのは、アフリカ南部ジンバブエで37年も大統領の座に君臨して、「独裁者」と呼ばれたロバート・ムガベ氏の「WHO親善大使」任命をめぐるごたごただった。この一件が、少なくともACANU（国連登録特派員協会）やジュネーブの国際機関界隈での彼の評価を決定的にしたと言っても過言ではない。

発端は、事務局長就任から3カ月余りの17年10月18日だった。テドロス氏は、アフリカの「非感染性疾患（Non-Communicable Deseases　NCDs）」対策の親善大使として、ムガベ氏の任命を発表した。NCDsは、がん、糖尿病、循環器・呼吸器疾患など、喫煙や食事といった生活習慣と関係があり死因の多くを占める病気を総称した言い方で、感染症対策や国民皆保険（Universal Health Coverage　ＵＨＣ）の普及とともに、テドロス氏が施策に力を入れている。

この任命については、メディアが批判的に取り上げただけでなく、カナダのジャスティン・トルドー首相や英ウェルカム・トラストなどの保健関連団体が即座に反発し、22日には撤回に至った。

22日に発表した事務局長声明は、「任命についてよく考えた結果、撤回することにした。懸念を表明した人々すべてに注意深く耳を傾けてきた。この決定がＷＨＯにとって最善であると結論した」とある。

批判に耳を傾け、ＷＨＯのために決断したなどと聞くと、謙虚な態度にも映るが、このあたりにジュネーブ界隈で聞くテドロス氏の評判と重なる部分がある。

あくまで評判、噂のたぐいでしかないが、複数の外交関係者から「思いつきで行動する」「ドタキャンしてしまう傾向がある」という声を聞いた。この一件がそういう先入観を作ったのかも知れないが、どこか張り切り過ぎて空回りするようなきらいがある。

テスト、テスト、テスト！

これまでも局面に応じたテドロス氏の発言を紹介してきたが、こうした場面での公式見解や方針とは別に、彼の人柄、人物像を象徴的に示すものがいくつかある。

各国の首脳や主要な国際機関のトップには、たいてい演説の原稿を書くスピーチライターがいて、冒頭演説などはあらかじめ練られた内容を語っていることが多い。だからといって、ただ台本を棒読みしているわけではなく、原稿の趣旨も本人によっており、スピーチでの言い回しには本人の性格、本性も現れる。また、記者会見での質疑に対する反応には台本がないから、そこにも注目する必要がある。

2019年3月6日の就任20カ月のスピーチで、テドロス氏は自身が就任後進めてきた取り組みについて次のように語った。

「すべての主要なプロセスをオーバーホール（分解修理）する必要がある。二つ三つではなくそれ以上の主要プロセスを一度に改革しないよう助言されたが、我々は野心的で性急だ。結局、13のプロセスの改革を始めた」

これが「WHOトランスフォーメーション」と呼ばれる抜本改革である。

この改革について、こうも語っている。

「インパクトをもたらすために機関のDNAを変えることだ」

よく言えば急進改革派だが、今になって考えると、助言に従わずに突っ走るような、どこか慎重さに欠ける感もある。この無鉄砲さ、性急さに今回のコロナ対応をめぐるWHOの問題点が潜んでいるようにも見える。

テドロス氏は20年3月16日の記者会見で、「すべての国にごく簡単に伝えたい。テスト（検査）、テスト、テストだ」と繰り返し、その趣旨よりも、癖のある英語によるパフォーマンスでメディアの関心を集めた。日本のテレビでも映像が流れたから記憶している人も多いのではないだろうか。あまりに検査を強調したためか、この時の議事録[*5]には「WHOは、COVID-19の症状を示した場合に限り、確認例（患者）と接触した人の検査を推奨している」との注釈が付いた。記者会見の冒頭スピーチでこうした注釈が入るのは異例だ。いつものやり過ぎ感が出てしまったのだろうが、この頃は検査をめぐり、その信頼性や条件に関する議論もあり、医療物資の不足も深刻視されていた。こうした背景からWHO側がより慎重になったようにも見える。

3月30日のスイスの仏語紙le Temps（ル・タン）〈電子版〉は、この時の様子を記事の冒頭で示し、「彼のやり方は、優れた専門家だが加盟国との交渉を不得手とするチャン氏とは根本的に違う」「彼は慣例にならうことを好まない」との人物評を紹介した。

一方で、ＷＨＯ改革には賛否があり、「彼に付いていくのが難しいと感じたスタッフもいる」とも指摘している。記事は、彼のスピーチライターがジャーナリスト出身でＷＨＯに勤務するシメオン・ベネット氏であるとも伝えている。

間近で見たテドロス氏は、訛《なま》りの強い英語の発音も作用してか、勢いがあり、改革を連呼する姿勢など押し出しの強さを感じた。そして、記者会見でのたたずまいも独特だ。就任直後から、世界中から注目と批判を集めるようになった20年まで、多少の変動はあるが、スピーチの中でリズミカルに言葉を繰り出すという点は変わらない。ある時期からは、冒頭で「Good morning, good afternoon and good evening（おはよう、こんにちは、こんばんは）」とあいさつするようになった。これはグテレス事務総長なども使っている。コロナ禍によってテレビ会議方式で各国をつないだ会議や記者会見が日常化したことを意識したものだろう。

一方で、テドロス氏はスピーチ終了時に、一人称主語のある「アイ・サンキュー（I thank you)」で締めくくる。ゲストスピーカーの気さくな紹介の仕方や呼びかけ方なども含め、こうした常用の表現は彼独特のものだ。

中国支援の「証人」を自認

テドロス氏については、エチオピアの閣僚を務めている間に中国との関係を深めたとの見方もある。中国はエチオピアに多額の援助を行い、エチオピア側も「中国・アフリカ協力フォーラム（FOCAC）」の中国国外で最初の開催国を務めるなど関係が深い。

事務局長に選出された直後の2017年5月24日の記者会見ではこんな場面もあった。

中国国営CCTVからの質問だ。CCTVは、ナシオンの記者会見室でも一定以上の存在感を放っている。存在感というと偉そうな響きがあるが、むしろ愛想はよく協調的だ。ただ何かと目立つ。

CCTVは、このタイミングの記者会見で、「WHOと中国はどのように協力して『一帯一路』沿線国の医療を改善するのか?」と尋ねた。

問われたテドロス氏は、中国とWHOとの間で前年に交わした覚書や行動計画の重要性を強調したうえでこう答えた。

「それらに加え、『一帯一路』や各国への支援を通じた中国の保健分野の貢献も非常に重要だ。私は、保健相時代からの、中国の支援が多くの恩恵をもたらしたことの証人だ」

質問への答えなので予めの原稿を読み上げたものとは違う。

中国は一帯一路に国連・国際機関を巻き込む動きを強めている。テドロス氏は17年7月に事務局長としての仕事を始める前から、こうした姿勢を明確にしていたのである。

緊急保健プログラムと保健安全保障

テドロス氏が一連の改革路線の中でも力を入れたのが、緊急時対応だった。WHO緊急保健プログラム（WHO Health Emergencies Programme　WHE）である。

WHOがあり、WHA（世界保健総会）もあって、WHEとなると、かえって混乱してしまうかも知れないが、この手の略語が多いのも国連・国際機関の特徴だ。「持続可能な成長目標」を意味するSDGsもそうだ。あれこそ日本語に取り込むのが困難な気がするが、なぜか日本ではブランド化に成功し、的確に理解しているかどうかは別にして、小学生までが知っている。内容よりもブランド化の成否で欧文の略語が定着するという実に不可解な現象だ。

話を戻すと、WHEは序盤に一度、マイク・ライアン氏の肩書きを説明するために登場しただけなので、ここで改めて背景を説明しておく。

2014年のエボラ出血熱の流行では、PHEICが宣言されたにもかかわらず、西アフリカ内だけでなく欧米にまで感染が拡散し、「ＰＨＥＩＣだけでは十分な感染防止効果が得られない」との危機感が強まった。先述（第二章）した安保理決議２１７７のほか、国連エボラ緊急対応ミッション（UN Mission for Ebola Emergency Response　ＵＮＭＥＥＲ）が臨時的に設置されるなど国連レベルで異例の措置を取ったことからも、その深刻な受け止め方がわかる。

エボラ対応を教訓として、15年1月のＷＨＯ理事会特別会合で緊急保健に備えた組織改革の方針が決まり、翌年5月の世界保健総会でＷＨＥが採択された。

つまるところ、ＷＨＥは、常々からＰＨＥＩＣに備えるサポート体制の大方針ということになる。緊急事態を検出、防止、対応する能力の強化や、病気や感染症のリスク軽減を柱に、第六章などで触れた、緊急事態に即時対応する体制作りや早期警戒システムの整備が進められた。採択時はチャン氏が事務局長だったが、これを引き継いだテドロス氏は、ＷＨＥを基軸とした改革を強く推進した。

ジュネーブ駐在時、ある大使がこう話した。

「彼は何かと批判されることが多いけれど、保健緊急事態に特化した直属の組織を置き、毎朝報告させているそうだ。今まで以上に保健危機対応を強化するように改革を進めている」

この直属の組織こそ、「Health security council（保健安全保障会議）」である。テドロス改革におけるＷＨＥの主軸となる試みだった。

テドロス氏は18年1月22日の理事会で「ユニバーサル・ヘルス・カバレッジ（国民皆保険）とヘルス・セキュリティ（保健安全保障）はコインの表裏の関係である」と重要性を強調したうえで、「我々は保健安全保障会議を設置した。（米国や日本などの）国家安全保障会議がやるように、日常業務として保健緊急事態を扱っていく」と述べた。[*6] この頃は、「ヘルス・セキュリティ」を好んで用いた。

2月7日の記者会見でテドロス氏はさらに、「ヘルス・セキュリティに焦点を当て、毎日の報告会の形で開始した。世界でどんな保健緊急事態が起きているかを日々確認している」と話した。当時の議事録はすでになく、筆者の録音から起こした。会議には、テドロス氏やＷＨＥ責任者のライアン氏のほか、地域事務局長などの幹部職員が参加するという。

ただ、この組織が新型コロナに対し、どう機能したかはあまり明確ではない。コロナ対応のタイムラインには言及がなく、記者会見などで触れる機会も少ないからだ。

数少ない保健安全保障会議の言及として、第四章で述べた「ＷＨＯ緊急保健プログラム独立監視諮問委員会（ＩＯＡＣ）」の暫定報告書は、この会議や武漢クラスターの情報の検知後に設置した事態管理支援チームについて、「組織内の意思疎通と意思決定プロセスを大幅に改善した」と一定の評価もしている。

SHOCという「部屋」

WHO本部の地下には、「戦略保健指揮センター（Strategic Health Operations Centre SHOC《ショック》）」という世界の感染症を常時監視できる堅牢《けんろう》なモニタールームがある。スクリーンには最新の情報が表示され、ボタンを押すと、机からパソコンのディスプレイが出てくる仕様になっている。地域事務局や国事務所とのテレビ会議ができ、データサーバーも併設されている。

2006年のWHO紀要[*7]によれば、米国からの資金提供により、李事務局長時代の04年5月に開設された。少なくとも当時は平日の毎朝9時、20人程度の担当職員らがここに集まってWHO国事務所から報告を受け、検証が必要な事例の確認を行い、問題があった場合には各国政府への連絡などを国事務所に指示する——といった対応をする場だった。

メディアもPHEICのような事態となれば、「WHOの目と耳として、対応と調整の中枢となる唯一の拠点になる」（20年2月27日スイス仏語誌リリュストレ〈電子版〉）と見ていた。だが、コロナに際し、ここが不夜城的な24時間対応の拠点となることはなかった。

理由を尋ねると、「SHOCは機能や体制ではなく、部屋の名前に過ぎない」（ヤサレビチ報道官）と言う。朝のミーティングには使われていたようだが、部屋自体がそこそこ広く、上階の全面ガラス窓から室内が見渡せるので、メディア映えする会議や記者会見の場として使われることが多くなった。これだけの名前が付き、設備もあるのだから、ただの部屋と言い切るのは残念だ。

デジタル機器を多数配置したはいいが、十数年前の設備であり、時代に合わせて更新していくにはコストもかかる。設置当初の頃と現在で、モニターの配置状況が異なっていることからも、その様子がうかがえる。18年頃からは、ＷＨＥの対応に関して、こうした「部屋」の機能を使うより、世界中からアクセスが可能なオンライン上のシステムを重視する方向に変わっていった。

いずれにせよ、テドロス氏が掲げたような保健安全保障的な方向性は、ＳＨＯＣの開設時にもあった。チャン事務局長時代には、エボラ対応などで現在よりはＳＨＯＣの使用頻度が高かったとされ、11年3月に日本で起きた東日本大震災のような事態に対応するために、堅牢な地下室の有用性が見直されたこともあった。

事務局長が代替わりするたびに、位置づけが変わったり、それ以前には何もなかったかのように抜本改革を叫んだりでは無駄使いを招くばかりだ。この「部屋」の扱いには、どこか不可解で、もったいない感覚が残る。

　こうなると、そこまで保健安全保障的な体制作りを重点化していたのに、なぜコロナでは対応がうまくいかなかったのか、という究極の問題に帰着する。

　結局は、組織の問題であり、初動時の中国側からの情報不足も、過去の教訓が逆にかせとなって臨機応変に身動きが取れなくなってしまったことも、それぞれ作用したのだろう。

　中国に関しては、21年1月にウイルスの起源を調べるために派遣した調査団に入国許可が下りず、テドロス氏が「失望した」と発言した。[*8] ＷＨＯは1年以上にわたって中国に振り回され続けているのである。

終章　コロナ危機と国際社会

新興感染症と人類

これまで書いてきたように、19世紀以来、二度の大戦を挟んだ幾度かの制度改革と改訂を経て、WHO、国際保健規則（IHR）を基軸とする国際保健制度は、古代や中世からの伝統的な疫病に特化した対策から転換し、新興・再興感染症、さらには私たちの生命を脅かす多様な保健緊急事態にまで、その対象を幅広く拡大した。

このような対応が求められるようになった背景には、医学・医療や生命科学の進歩で新たな知見が得られ、また、高度な検査・診断が普及したことで、国際保健に対する要求が大きく変わったことがある。一方で、肥大する人類文明によって新興感染症をはじめとする公衆衛生上のさまざまな脅威が発生しやすくなっていることも無視できない。

今回のような新興ウイルスの発生を例にまずは考えてみたい。こうしたウイルスは、もとは自然の宿主である野生動物の体内にいて、そこではさほど悪さをせずに調和的に共存していた。ところが、その領域にまで人間が入り込むようになり、宿主の動物と接近することで動物から人への感染が起き、文明社会に侵入していくことになる。

侵入したウイルスは、遺伝子の変異を繰り返すうちに人から人への感染力を獲得し、新たな宿主である人の世界に適応する。人間はほかの野生動物より個体数が圧倒的に多いうえ、地球規模の移動が活発だ。特にグローバル化が叫ばれる現代はその傾向がより強くなった。こんな都合のいい宿主はいない。またたく間に拡散して、やがてはパンデミックを引き起こすことになる。

もちろん、宿主を大量殺戮《さつりく》しては自滅につながるから、強毒のウイルスもやがては弱毒化し、穏やかに共存するようになるはずだ。だが、それがいつになるかはわからないし、共存の日を期待して流行を看過していてはどれだけの犠牲を伴うかもわからない。その進化の過程では、一時的にでも、さらに感染力が高くなって飛沫をより多くまき散らすような強い症状を伴うものになるかも知れない。

人口の一定数が感染して免疫を獲得すると、感染が広がりにくくなるという「集団免疫」の考え方についても、テドロス氏は２０２０年10月12日の記者会見の冒頭演説で「公衆衛生の歴史の中で、集団免疫が流行に対応する戦略として使われたことはない。科学的、倫理的な問題がある」と否定している。

今回の新型コロナウイルス「ＳＡＲＳ‐ＣｏＶ‐２」は、新興ウイルスの宿主になることが多いコウモリや、硬い鱗《うろこ》で覆われた哺乳類のセンザンコウなどが媒介者となった可能性が指摘された。現時点でどのようにしてＳＡＲＳ‐ＣｏＶ‐２が生まれたかは学問的に確定してはいないが、１年ほどの世界的流行で各地から感染力の強い変異株が次々と報告されたことからわかるように、累計で２億を超す人々（２０２１年8月時点）への感染を通じて進化を続けているのは確かだ。それがどの方向に行くかはわからない。今回のパンデミックが収束しても、どこかでまた再興感染症として暴れ出すかも知れない。

肥大する人類文明

今回を含め６回宣言されたＰＨＥＩＣは、中南米、アフリカ、中国や中東を含むアジアと、急成長する新興国・途上国の地域で流行が始まっている。拡大する文明と自然がぶつかり合う最前線と言える。

２０１９年版の国連人口推計[*1]によると、世界人口は77億人に達し、２０５０年には97億人、２１００年には約１１０億人にまで増える。

全長２メートル近い大型哺乳類が1種だけでこれだけの数に達し、すべての大陸に生息したことなど46億年の地球史上なかったことだ。これだけで何よりも異常な事態である。しかも摂取カロリーの２割を脳活動に使い、冬眠もしない活発な雑食性の生き物のうえ、都市という名の巨大な「巣」を陸上に築いて地表の相当な部分を覆い、自分たちの食糧だけでなく、巣の材料とそれを維持するための資源を大量消費している。

人類文明による大量消費は時代が進むとともに規模が大きくなり、産業革命以降は二酸化炭素濃度の継続的な上昇をもたらした。こうした影響によると見られる気候変動は、国連やWHOなどが対策に取り組む喫緊の地球規模課題となっている。

気候変動に伴う熱波は熱中症を引き起こし、私たちの生命を直接脅かす。洪水などで衛生環境が損なわれても感染症の流行が起きるし、干ばつなどで引き起こされた水不足や食糧不足による飢餓も生命への深刻な脅威となる。

こんな例もある。２０１４年と19年にＰＨＥＩＣが宣言されたエボラ出血熱の原因ウイルス（エボラウイルス）は、アフリカの熱帯雨林に生息するオオコウモリに由来するとされる。

アフリカの熱帯雨林は、違法伐採や気候変動で減少している。14年の発生国のシエラレオネとリベリア、19年のコンゴ民主共和国では、過去に伐採した木材と交換で紛争用の武器を調達していた。こうした紛争目的に行われる伐採は「紛争木材（conflict timber）」と呼ばれ、環境破壊だけでなく紛争の長期化にもつながるとして、国際問題となっている。こうした人間の欲望や業によって、自然を追い出された野生動物が新興感染症の媒介者になっているのだ。

これに限らず、森林開発や気候変動、環境破壊がえさ不足を招き、野生動物が食べ物のある都市部に出没する事件があちこちで起きている。日本でもそういうニュースをよく耳にするようになった。これもまた媒介動物との接触につながる。

ありとあらゆる人類の営みがＰＨＥＩＣを生み出す背景に作用しているのである。

新たな脅威に備える

医学や生命科学の進歩で伝統的な疫病とは違う伝搬の仕組みを持つ病原体も次々と見つかっている。逆転写酵素を持つレトロウイルスのヒト免疫不全ウイルス（ＨＩＶ）や、ＢＳＥ（牛海綿状脳症）を引き起こすプリオンがそうだった。ウイルスや細菌だけでなく、寄生虫、さらには、アレルギーや免疫などに関しても新たな知見が次々と報告されている。生命を脅かすとまでは言えないが、花粉症のように病原体の感染とは異なる形で「流行」する病気もある。筆者もその一人だが、少なからぬぜんそく患者の発作を誘引する物質が何かの作用で多量に飛散するような事態があれば、ぜんそく死の超過死亡を引き起こすはずだ。国を超えて多くの人々に影響を及ぼす公衆衛生上の脅威は多岐にわたる。

　繰り返してきたように、この新型コロナを機にＩＨＲもＷＨＯも見直され、日本を含む各国の対策も強化されるだろう。だが、今回と同じようなウイルス・パンデミックの再来に備えるだけでは不十分だ。いずれ、これまでとは大きく違う想定外の保健脅威が出現する。

　新型コロナのパンデミックで、日本の対応の遅れがたびたび指摘された。日本のシステムはよく言えば慎重で、即応性や柔軟性に欠ける。想定外の脅威に弱い。国土強靭《きょうじん》化が叫ばれる昨今、感染症に強い社会はもとより、広義のＰＨＥＩＣに即応できる社会を整備する必要がある。

　ＷＨＯやＣＥＰＩ（感染症流行対策イノベーション連合）などは、将来の公衆衛生上の脅威となりうる新興感染症や未知の病気を「疾病Ｘ（disease X）」と呼び、対策に向けた調査研究を進めている。次に来るのは疾病Ｘ、あるいはそうした概念すら当てはまらない保健脅威Ｘかも知れないのである。

超過死亡と保健脅威

本書は、新型コロナに関連して科学的に結論が出ていない問題は、断定的に取り上げないようにし、その時その時にWHOなどの公的機関が公表した数字に基づく論考にとどめている。ワクチンも治療薬もパンデミックの見通しも、その前提に立って話を展開してきた。

これまでの推移を見ても、世界的な感染状況やWHOなどの対応、さらには国際政治の環境までがめまぐるしく変わり、その速度も一定でなく、どちらかと言えば、第3波以降は加速しているようで、予測が非常に難しい。

それでも公表された数字から、ある程度の判断材料を得ることはできる。その一例が平均寿命のグラフである。次頁の図を見て欲しい。1990年から2018年までの日本人の平均寿命の推移を示した折れ線グラフだ。

先進国では基本的に前年より平均寿命は延び、安定した右肩上がりの線を描いている。世界で最も長寿な国の一つである日本も当然そうなる。ただ、グラフをよく見ると、男女ともに明確にくぼんでいるところが4か所ある。1995年、1999年、2005年、2010〜11年だ。特に4番目の2年は連続して前年を下回ったため、その落ち込みが目立つ。

1990年以降の日本人の平均寿命

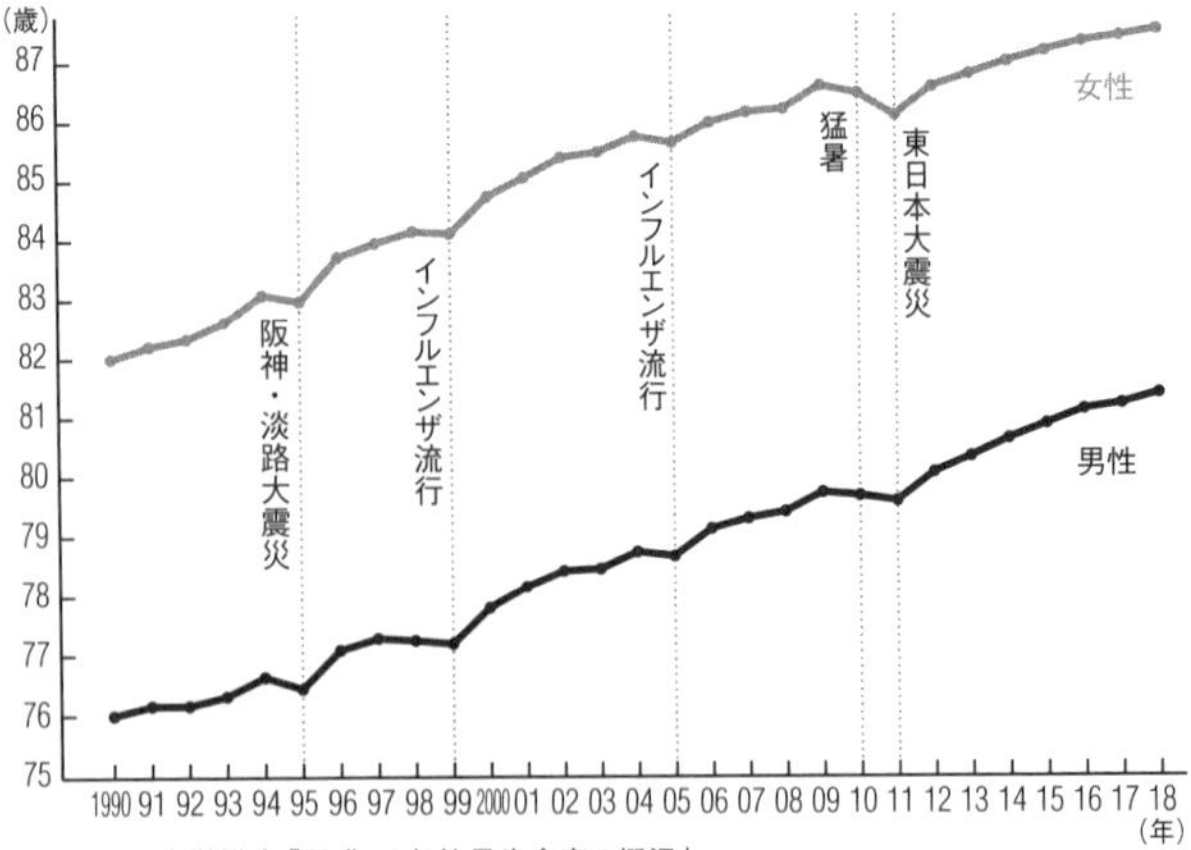

Source：厚生労働省「平成30年簡易生命表の概況」

それぞれ発表時に厚労省が前年を下回ったことに影響を与えた要因を明らかにしている。１９９５年は阪神・淡路大震災、１９９９、２００５年はインフルエンザ、２０１０年は猛暑による熱中症、２０１１年は東日本大震災である。

感染症、災害、気候変動――。現在の地球規模課題ばかりである。ＰＨＥＩＣの概念もこれらと深く関係している。

もう一つ忘れてはならないのは、これら４つよりも小さくて目立たないが、１９９２年と１９９８年に男性だけ少しくぼんでいることだ。自殺の増加が影響した。バブル崩壊や金融機関の破綻が相次いだ時期と重なる。特に98年は、がんや心疾患などほかの死因が前年より改善したのに中高年の自殺が急増したことで寿命を押し下げた。新型コロナをめぐっても、「感染防止か、経済を回すか」の議論で自殺の増加を懸念する声が出た。これもまた軽視できない問題である。

突発的な理由で通常の傾向からの予測を上回る死者が出た場合、「超過死亡」と呼ばれる。寿命グラフのくぼみがまさにそれである。では、新型コロナは平均寿命に影響を与えたのか。実は、21年7月末に厚労省が発表した20年の平均寿命は女性87・74歳、男性81・64歳と、男女とも前年を上回り、過去最高を更新した。20年の日本のコロナによる死者数は約3500人で、わずかながら（男0・03年、女0・02年）平均寿命を短縮するマイナス方向に作用したが、それを上回る形で肺炎やがん、心疾患などの死亡が改善し、全体として平均寿命が延びた。むしろ、自殺が目立ち、特に女性の自殺はコロナよりもマイナス幅が大きかった（0・06年）。コロナ禍でのこころの問題としてかなり早い時期から心配されていたことでもあった。

5の倍数の年は国勢調査との関連で、例年の平均寿命を載せる簡易生命表とは別に、確定版の完全生命表が翌年度末以降に改めて発表され、ここで数字の修正が入るが、結果に大きな変動はないだろう。

ただ、21年に入ってからの死者数は20年を大きく上回る勢いで増えており、21年の平均寿命がどうなるかはわからない。

世界レベルで見れば、見通しはもっとはっきりしている。感染・死者数で上位を占める欧米のG7諸国と新興大国のブラジル、インド、ロシアなどでそれぞれ2020年末までに万〜十万単位の死者が出た。

1世紀前にスペイン風邪のパンデミックが起きた際には、1918年の米国の平均寿命は男女とも前年より約12年も短くなった。スペイン風邪ほどではなかったが、米国では2020年の平均寿命が77・3歳となり、前年から1・5年短くなった。[*2] 米国は近年ほぼゆるやかに平均寿命を延ばしてきたが、03年以来の水準に急落した。第2次世界大戦中の1943年に前年から2・9年減ったのに次ぐ下げ幅だという。このほか、南米や欧州など広範な地域で平均寿命の短縮が起きるとみられている。

もう一つ、「コロナで高齢者が亡くなるのは寿命だ」という意見がある。果たして、そう言ってよいのか。この疑問については、損失生存年数（YLL）などの失われた余命に関する指標値で考えることができる。YLLは、病気やけがなどさまざまな死因によって失われた、そうでなければ生きられたであろう余命の年数を示す。これは集団での合計年数の形で「国内で計２００万年分の余命が失われた」と示されるなど、必ずしもわかりやすい結果が出るものではないが、英グラスゴー大学など複数の研究チームが、コロナで死亡した人々は、これがなければ平均で10年以上の余命を喪失した、との試算結果を発表している。[*3]

超過死亡の件ともつながるが、コロナによる死を寿命だとあっさり言い切るのは科学的とは言えない。確立された治療法もなく、受け皿となる病床さえおぼつかないコロナという新興感染症に、１年でも10年でも家族や友人らと過ごせたはずの時間を奪われたのである。

メディアは何を伝えたか

コロナ禍をめぐっては、私も所属する報道機関にも教訓がある。

我々は、取材や記者会見などを通じて政府および公的機関の情報を入手する機会が与えられ、当局者や幹部、それもトップに直接確認することさえ認められている。そうして得られる情報に対しては一定以上の信頼があり、ＰＨＥＩＣにつながる事象の検出という国際保健体制の重要な部分にも貢献した。こういう偉そうな持って回った言い方は、ネット世論あたりからは必ずしも歓迎されないだろう。だが、本項は基本的に批判と反省である。それに、叩いてばかり、欠点をあげつらうばかりでは議論が進まない。

冒頭で触れたキー・アクションの日である2019年12月31日に、武漢当局が公式発表に至ったのも、単に情報がネットに流出したからではなく、報道機関が裏を取って伝え出したからだ。それらをEIOSのアルゴリズムがふるい分け、クラスター情報の検知に至った。報道が機能したから、WHOを頂点とする国際保健体制が動き出したのだ。

残念ながら、日本に限らず、世界の多くの報道機関がEIOSやIHRなどの仕組みには関心がなく、中国や米国といった大国の反応を伝えるばかりになってしまった。IHRやEIOSはジュネーブ記者の持ち場であり、ジュネーブからの発信が相対的に少なく、扱いもさして大きくなかったためでもある。

おそらくは、国際的な検証組織の報告までが言及した、これら初動の重要な事実について、メディアが報じる機会は今後もかなり限られるだろう。

重要であるにもかかわらず、そうは言わない膨大な報道量にかき消され、歴史に残ることとさえないかも知れない。報告書や会議の議事録など100年も経てば、詳細に追うことはできなくなる。天然痘根絶の件で触れたが、わずか40年前の出来事でも、重要な日付がいつの間にか動かされてしまうこともある。本書などささやかな存在かも知れないが、この歴史的パンデミックを伝えていくうえでは、謙虚に事実を検証し、記録していく姿勢が必要だ。

政府もまた世論の目安として報道を見ている。その影響を考えると、内外の他メディアが報じているからといって、批判も検証もなくそれに乗るような姿勢は避けなくてはならない。ミスリードや、さらに言えば、インフォデミックの片棒を担ぐことになる。過去の経緯を踏まえずに直感的な印象に基づく批判をしていては、同じことの繰り返しになり、政策の方向にも悪影響を及ぼす。

もう一つ、今回の取材を通じて気づいたことがあった。一連の国際的な検証などの場面では、中国や武漢当局、あるいは台湾の中文がまったく読めておらず、翻訳された情報ばかりに頼ったようなところがあった。欧文の世界から見れば、漢字は異世界の暗号のようなのだろう。日本は漢字文化圏であり、メディアは中国語ができる記者を多く抱え、中国に多数の取材拠点を置いている。これはほかのG7諸国にはない強みでもある。中国で発生した事態について、欧米よりも踏み込んだ分析や検証も可能なはずだ。ここをがんばらないと、言葉の壁を逆利用した中国のプロパガンダばかりが進むことになる。

コロナ禍で始まった新十年紀

2020年は先の十年紀（2010年代）から新十年紀へと切り替わる節目の年だった。暦年の数字が一つ増えたに過ぎないが、十年紀として見ると、それぞれに特徴的な傾向があり、時代の変化を見て取ることができる。コロナ禍で始まった２０２０年代はどこへ向かうのか。

２０１０年代は、中東・北アフリカで相次いだ「アラブの春」と呼ばれる反政府運動によって幕開けし、これを発端にシリア内戦や、イスラム過激派組織「イスラム国」の台頭を招いた。アラブ地域では、戦火や過激派を逃れようと、数百万人単位の難民が欧州へとバルカン半島や地中海経由で殺到し、２０１０年代中盤の「欧州難民危機」と呼ばれる事態に発展した。

難民たちは、メルケル首相が受け入れを表明したドイツや英国など豊かな国を目指して北上し、ハンガリーが国境を閉鎖するなど通り道となった国々の反発を招いた。同じ時期にパリやＥＵ本部のあるブリュッセルなどでイスラム過激派によるテロ事件も相次ぎ、バルカン半島周辺国で反難民・移民を掲げる政党が選挙で躍進するなど大衆迎合主義（ポピュリズム）の嵐が吹き荒れた。こうした動きは、英国のＥＵ離脱や米国でのトランプ大統領誕生にもつながった。

これらに共通する因子はＳＮＳである。アラブの春のデモ隊はＳＮＳで連絡を取り合った。イスラム国などのテロリストもＳＮＳに犯行声明を投稿し、ポピュリスト政治家の代表とも言えるトランプ氏はツイートで時に暴言や妄言を流した。欧州に押し寄せた難民たちの手にもスマホがあった。

この十年紀の起点である２０１０年は、米国などで「１００年に一度のメディア革命」が叫ばれ、音楽、書籍、テレビなどがデジタル化や配信型にビジネスモデルを一気に転換した時期でもあった。このメディア環境の変化が世界へと波及し、ＳＮＳデモやＳＮＳテロリスト、ＳＮＳ政治家を生み出し、一つの時代の形を作ったのである。

そして、２０２０年の世界をコロナ禍が襲った。これほどまでに同じ懸案が世界中でトップニュースであり続けたことは先の大戦以来ないことである。流行の収束までに一定の時間を要するばかりでなく、そのダメージや余波はしばらく残り続けるだろう。

一方で、トランプ氏をはじめとする先の十年紀の象徴的な存在は、この節目のタイミングで退場した。英国のＥＵ離脱も移行期間が完了した。中東情勢は予断を許さないが、アフガニスタンでの20年ぶりのタリバン復権に焦点が移り、様相は大きく変わった。２０１０年代の形はもう残っていないのである。２０１０年代を形作った「ツール」であるＳＮＳもそのありようが大きく変わるように思われる。

２０２０年代はどんな形になるのか。まだ先は見えないが、コロナの発生国となりながら、むしろ経済の立て直しにいち早く動き、独自にワクチン外交まで進める中国が良くも悪くも基軸になるのは確かだ。コロナの逆風によって衰退するのではなく、少なくとも本書を執筆している時点では、追い風に変えている。

日本はどうか。良かった点があったのか。どこを間違ったのか。評価は確定できないが、あきらめたり、悲観的になったりする必要はない。治療や研究、外交などまだ世界に貢献できる余地は多く残っている。コロナとの闘いからどんな教訓を学び取り、先へと役立てていくかが重要だ。

私たちは、もとに戻ることを望んでいるのだろうか。マスク、アクリル板、リモートでの授業や仕事、「密」をはじめとする数多の耳慣れない言葉。多くのことが変わり、「新しい生活様式」と呼ばれるようになった。前と同じ暮らしに戻ることはもうないのかも知れない。だが、それは前向きな方向への「進化」に変えることもできる。

コロナをめぐり、かねて世界で懸案となっていた分断が改めて露呈した。ロックダウンなどで鬱積した不満が暴力となった時もあった。よく考えれば、分断は、世界をポピュリズムが席《せっ》巻《けん》していた先の十年紀を特徴付ける現象だ。SNSでの叩きや「マスク警察」などと呼ばれる寛容さのない社会現象もこれにつながる。こういう前の時代を引きずる悪弊から卒業する必要がある。時代は変わる。感染症の流行がそうであるように、あらゆる生物種がそうであるように、始まりがあり、隆盛し、衰退していく。おそらくは私たちが意識しなくても、時代はおのずと変わり、前時代の悪弊は廃れていくのだろう。

ならば、コロナ禍を出発点に、２０２０年代を、地球全体の調和を見据えた文明の進化と成熟の時代にすることも不可能ではない。

最近は、レガシー（政治遺産）という言葉がよく使われる。コロナ克服の取り組みを通じて世界が連帯し、国際保健のレガシーを後世に残すことは進化と成熟につながる重要な選択肢だ。

東京五輪・パラリンピックの開催に関連し、「人類がコロナに打ち勝った証し」という言い方がされたが、病原体にとっての人類は宿主であり、長い歴史を通じて共生・共存してきた関係にある。新型コロナもまた、すでにある四つの「風邪コロナウイルス」と同様に、いずれ普通の風邪のウイルスとして穏やかに共存するようになるのかも知れない。五輪パラは第５波の渦中での開催となり、かけ声通りにはならなかったが、この「闘い」は勝って終わりという単純な決着にはならないのではないか。ワクチン分配の国ごとの格差や複数回接種の見通しなど先行きの見えない問題が多くあり、手強《てごわ》い変異株が長期的に残り続けるかも知れず、どこかで人類側の受容や妥協が必要になるように思われる。

それでもなお、事態収束の「証し」を求めるのなら、戦勝を祝う祭典のようなものではなく、今回得た教訓を次の世代、次世紀に残す国際保健のレガシーのはずである。すでにパンデミック条約や新理事会設置など欧州を中心にレガシーを残そうという動きが出ている。本書が「ジュネーブへの疎さ」と表現した国際保健、さらには地球規模課題への無関心によって、日本がこの歴史的転換に乗り遅れたり取り残されたりすることがないようにしたい。国際保健の将来は、よその国にある機関が何やら話し合うのではなく、加盟国自身が決めることなのだから。

あとがき

本書はもともと、世界保健機関（WHO）がどのような組織であるかを前ジュネーブ支局長の筆者が解説する趣旨で企画された。企画が通ったとの知らせを聞いたのは2020年3月初めだった。テドロスWHO事務局長のパンデミック認定の少し前だ。急速に拡大する事態の当事者となった国際保健の司令塔は、当初考えていた企画内容では追いつかないほどの深刻な局面を迎えていた。

筆者の日常もまた、その直後から急変した。編集局横断の新型コロナ取材班のデスクを務めるよう会社から指示があった。それまでは散発的にWHO関連の解説記事を書く程度だったが、ここから毎日がコロナ一色となった。

科学部や医療部の若手記者たちとも慣れてきた頃に、今度は今の職場への異動を告げられた。調査研究本部というのは、数ある新聞社の中で本紙のみが持つ社内シンクタンクである。新聞記事を書く編集局の日常からは離れることになったが、ここでも社としてのコロナ報道の記録を1冊の本にまとめることが担当業務となり、調査研究本部のオピニオン誌「読売クオータリー」や「読売年鑑２０２１」に新聞記事の何倍も長いコロナの論考を書くことにもなった。順番からすると、決まったのは本書が一番先だったが、コロナ関連の様々な業務が追い越してゆき、世に出るのは一番後になってしまった。

ただ、おかげで情報収集と分析、考察を積み重ねることができた。何度も波が襲い、時間の経過とともに局面が変わっていく中で、文章を練り直し、今ある形に近づけていった。このような情勢下でこういう表題と内容のＷＨＯ本を出すことになるとは、当初の企画段階では予想もつかなかったことである。

基本的に本書は書き下ろしだが、第一章、四章で、「読売クオータリー」の拙稿を加筆修正したものを使用した。集英社新書編集部の千葉直樹編集長には、先行きがどうなるかわからない中で臨機応変の判断をしていただいた。こうして1冊をまとめあげられたのも調査研究本部をはじめとする勤務先の寛大な理解があってこそである。この場を借りてお礼を言いたい。

２０２１年10月

笹沢教一

主な参考文献

※本文中に媒体名・発行日が明記されている文献は一部省いた。
オンライン文献の表題とURLは発表当時または閲覧日のもの。

第一章

＊1　WHO.（1 August 2020）COVID-19 Emergency Committee highlights need for response efforts over long term. https://www.who.int/news/item/01-08-2020-covid-19-emergency-committee-highlights-need-for-response-efforts-over-long-term

＊2　WHO.（2020）Epidemic Intelligence from Open Sources（EIOS）. https://www.who.int/initiatives/eios

＊3　WHO.（2020）Timeline: WHO's COVID-19 response. https://www.who.int/emergencies/diseases/novel-coronavirus-2019/interactive-timeline

＊4　WHO.（13 June 2017）Emergency response framework（ERF）, 2nd edition.

＊5　武汉市卫生健康委员会（2019年12月31日）武汉市卫健委关于当前我市肺炎疫情的情况通报。

＊6　新华社（2020年4月6日）中国发布新冠肺炎疫情信息、推进疫情防控国际合作纪事。Xinhua.（7 April 2020）Timeline of China releasing information on COVID-19 and advancing international cooperation on epidemic response.

＊7　AFPBB NEWS（2020年4月16日）発生からパンデミックまで、WHOの新型コロナ対応 時系列で振り返る。https://www.afpbb.com/articles/-/3278869

＊8　毎日新聞（2020年5月21日）朝刊3頁、（2020年6月30日）朝刊3頁。

＊9　WHO.（5 January 2020）Pneumonia of unknown cause – China. *Disease outbreak news.*

＊10　WHO.（8 April 2020）WHO Timeline - COVID-19.

https://web.archive.org/web/20200408184221/http://www.who.int/news-room/detail/08-04-2020-who-timeline---covid-19
＊11 The White House. (18 May 2020) Letter from President Donald Trump to Director-General of the World Health Organization Dr. Tedros Adhanom Ghebreyesus Regarding U.S. Suspension of WHO Contributions.
＊12 WHO. (12 January 2020) Novel Coronavirus – China. *Disease outbreak news.*
＊13 WHO. (20 April 2020) COVID-19 virtual press conference. https://www.who.int/docs/default-source/coronaviruse/transcripts/who-audio-emergencies-coronavirus-press-conference-20apr2020.pdf
＊14 Susan V. Lawrence. (13 May 2020) COVID-19 and China: A Chronology of Events (December 2019-January 2020). *CRS report,* R46354. Congressional Research Service.
＊15 ProMED. (30 December 2019) Undiagnosed pneumonia - China (HU): RFI. 20191230.6864153. https://promedmail.org/promed-post/ ? id=6864153%20#COVID19
＊16 武汉市卫生健康委员会（2019 年 12 月 30 日）关于报送不明原因肺炎救治情况的紧急通知。
＊17 武汉市卫生健康委员会（2019 年 12 月 30 日）关于做好不明原因肺炎救治工作的紧急通知。
＊18 読売新聞東京本社調査研究本部（2021）報道記録 新型コロナウイルス感染症。21 頁。読売新聞社。
＊19 陝西都市快報（2019 年 12 月 31 日）微博台灣站。https://tw.weibo.com/
＊20 Global Public Health Intelligence Network (GPHIN) Independent Review Panel. (28 May 2021) Final report. https://www.canada.ca/content/dam/phac-aspc/documents/

corporate/mandate/about-agency/external-advisory-bodies/list/independent-review-global-public-health-intelligence-network/final-report/final-report-en.pdf
＊21　Chaolin Huang et al. (2020) Clinical features of patients infected with 2019 novel coronavirus in Wuhan, China. *The Lancet,* vol.395, pp.497-506.
＊22　国家监察委员会调查组（2020 年 3 月 19 日）关于群众反映的涉及李文亮医生有关情况调查的通报。
＊23　WHO. (29 June 2020) Timeline of WHO's response to COVID-19. https://www.who.int/news/item/29-06-2020-covidtimeline
＊24　WPRO. (18 May 2020) COVID-19 timeline in the Western Pacific. https://reliefweb.int/report/world/covid-19-timeline-western-pacific

第二章

＊1　WHO. (4 January 2020) https://twitter.com/WHO/status/1213523866703814656
＊2　武汉市卫生健康委员会（2020 年 1 月 3 日）关于不明原因的病毒性肺炎情况通报。
＊3　武汉市卫生健康委员会（2020 年 1 月 11 日）关于不明原因的病毒性肺炎情况通报。
＊4　中国疾病预防控制中心（2020 年 1 月 11 日）专家解读不明原因的病毒性肺炎最新通报。https://www.chinacdc.cn/jkzt/crb/qt/szkb_11803/jszl_11809/202001/t20200119_211275.html
＊5　WHO. (14 January 2020) Novel Coronavirus – Thailand (ex-China). *Disease outbreak news.*
＊6　WHO. (16 January 2020) Novel Coronavirus – Japan (ex-China). *Disease outbreak news.*

＊7　WHO. (21 January 2020) Novel Coronavirus (2019-nCoV) *Situation Report,* 1.
＊8　WHO. (23 January 2020) Statement on the first meeting of the International Health Regulations (2005) Emergency Committee regarding the outbreak of novel coronavirus (2019-nCoV). https://www.who.int/news/item/23-01-2020-statement-on-the-meeting-of-the-international-health-regulations-(2005)-emergency-committee-regarding-the-outbreak-of-novel-coronavirus-(2019-ncov)
＊9　中华人民共和国外交部（2020 年 1 月 28 日）王毅会见世界卫生组织总干事谭德塞。
＊10　WHO. (28 January 2020) WHO, China leaders discuss next steps in battle against coronavirus outbreak. https://www.who.int/news/item/28-01-2020-who-china-leaders-discuss-next-steps-in-battle-against-coronavirus-outbreak
＊11　Tedros Adhanom Ghebreyesus. (29 January 2020) https://twitter.com/drtedros/status/1222259655902212097
＊12　WHO. (30 January 2020) WHO Emergencies Coronavirus Emergency Committee Second Meeting. https://www.who.int/docs/default-source/coronaviruse/transcripts/ihr-emergency-committee-for-pneumonia-due-to-the-novel-coronavirus-2019-ncov-press-briefing-transcript-30012020.pdf
＊13　WHO. (30 January 2020) Statement on the second meeting of the International Health Regulations (2005) Emergency Committee regarding the outbreak of novel coronavirus (2019-nCoV). https://www.who.int/news/item/30-01-2020-statement-on-the-second-meeting-of-the-international-health-regulations-(2005)-emergency-committee-regarding-the-outbreak-of-novel-coronavirus-(2019-ncov)

*14 United Nations Security Council. (15 September 2014) Letter dated 15 September 2014 from the Secretary-General addressed to the President of the Security Council. S/2014/669.
*15 WHO. (May 2015) World Health Organization Best Practices for the Naming of New Human Infectious Diseases. WHO/HSE/FOS/15.1.
*16 Alexander E. Gorbalenya et al. (11 February 2020) Severe acute respiratory syndrome-related coronavirus: The species and its viruses – a statement of the Coronavirus Study Group. https://www.biorxiv.org/content/10.1101/2020.02.07.937862v1
*17 WHO. (n.d.) Naming the coronavirus disease (COVID-19) and the virus that causes it. https://www.who.int/emergencies/diseases/novel-coronavirus-2019/technical-guidance/naming-the-coronavirus-disease-(covid-2019)-and-the-virus-that-causes-it
*18 WHO. (27 February 2020) Rational use of personal protective equipment for coronavirus disease (COVID-19): *Interim guidance.*
*19 WHO. (7 February 2020) WHO Director-General's opening remarks at the media briefing on 2019 novel coronavirus. https://www.who.int/director-general/speeches/detail/who-director-general-s-opening-remarks-at-the-media-briefing-on-2019-novel-coronavirus---7-february-2020
*20 WHO. (6 April 2020) Rational use of personal protective equipment for coronavirus disease (COVID-19) and considerations during severe shortages. *Interim guidance.*
*21 WHO. (5 June 2020) Advice on the use of masks in the

context of COVID-19. *Interim guidance*. https://apps.who.int/iris/bitstream/handle/10665/332293/WHO-2019-nCov-IPC_Masks-2020.4-eng.pdf
＊22　WHO. (n.d.) Personal protective equipment for COVID-19. https://www.who.int/teams/health-product-policy-and-standards/assistive-and-medical-technology/medical-devices/ppe/ppe-covid

第三章

＊1　WHO. (11 March 2020) Virtual press conference on COVID-19 – 11 March 2020. https://www.who.int/docs/default-source/coronaviruse/transcripts/who-audio-emergencies-coronavirus-press-conference-full-and-final-11mar2020.pdf
＊2　WHO. (25 April 2009) Swine influenza, Statement by WHO Director-General, Dr Margaret Chan. https://www.who.int/mediacentre/news/statements/2009/h1n1_20090425/en/
＊3　WHO. (2009) Pandemic influenza preparedness and response. *WHO guidance document*.
＊4　WHO. (11 June 2009) World now at the start of 2009 influenza pandemic. https://www.who.int/mediacentre/news/statements/2009/h1n1_pandemic_phase6_20090611/en/
＊5　WHO. (5 May 2011) Report of the Review Committee on the Functioning of the International Health Regulations (2005) in relation to Pandemic (H1N1) 2009. A64/10.
＊6　WHO. (2013) Pandemic Influenza Risk Management. *WHO Interim Guidance*.
＊7　WHO. (13 March 2020) WHO Director-General's opening remarks at the media briefing on COVID-19. https://www.who.int/director-general/speeches/detail/who-director-gene

ral-s-opening-remarks-at-the-mission-briefing-on-covid-19---13-march-2020

第四章

＊1　WHO. (16 March 2020) Coronavirus disease 2019 (COVID-19), *Situation Report,* 56.
＊2　WHO. (2009) Basic Documents 47th Edition. pp. 121-147.
＊3　IOAC. (2020) Interim report on WHO's response to COVID-19 January-April 2020.
＊4　Review Committee on the Functioning of the International Health Regulations (2005) during the COVID-19 Response. (12 January 2021) Interim progress report.
＊5　Lothar H. Wieler. (19 January 2021) Statement to the 148th Executive Board by the Chair of the Review Committee on the Functioning of the International Health Regulations (2005) during the COVID-19 Response. https://www.who.int/news/item/19-01-2021-statement-to-the-148th-executive-board-by-the-chair-of-the-review-committee-on-the-functioning-of-the-international-health-regulations-(2005)-during-the-covid-19-response
＊6　Global Preparedness Monitoring Board (14 September 2020) A World in Disorder.
＊7　IPPPR. (12 May 2021) COVID-19: Make it the Last Pandemic. https://theindependentpanel.org/wp-content/uploads/2021/05/COVID-19-Make-it-the-Last-Pandemic_final.pdf
＊8　The Review Committee on the Functioning of the International Health Regulations (2005) during the COVID-19 Response. (5 May 2021) WHO's work in health emergencies, Strengthening preparedness for health emergencies:

implementation of the International Health Regulations (2005). https://apps.who.int/gb/ebwha/pdf_files/WHA74/A74_9Add1-en.pdf
＊9 IOAC. (5 May 2021) Report of the independent oversight and advisory committee for the who health emergencies programme. https://cdn.who.int/media/docs/default-source/dco/independent-oversight-and-advisory-committee/a74_16_e.pdf
＊10 WHO. (30 March 2021) COVID-19 shows why united action is needed for more robust international health architecture. https://www.who.int/news-room/commentaries/detail/op-ed---covid-19-shows-why-united-action-is-needed-for-more-robust-international-health-architecture
＊11 European Council. (2021) An international treaty on pandemic prevention and preparedness. https://www.consilium.europa.eu/en/policies/coronavirus/pandemic-treaty/
＊12 IOAC statement at the Seventy-fourth World Health Assembly, 25 May 2021. https://www.who.int/news/item/25-05-2021-ioac-statement-at-the-seventy-fourth-world-health-assembly-25-may-2021
＊13 IPPPR. (15 January 2021) Second report on progress. https://theindependentpanel.org/wp-content/uploads/2021/01/Independent-Panel_Second-Report-on-Progress_Final-15-Jan-2021.pdf
＊14 Lawrence O. Gostin. (11 May 2021) Analysing the COVID-19: Make it the Last Pandemic Report. https://oneill.law.georgetown.edu/analysing-the-covid-19-make-it-the-last-pandemic-report/

第五章
＊1　WHO. (n.d.) Contributors. https://open.who.int/2018-19/contributors/contributor [Accessed 24 March 2021].
＊2　Tiaji Salaam-Blyther et al. (21 October 2020) U.S. Withdrawal from the World Health Organization: Process and Implications. *CRS report,* R46575. Congressional Research Service.
＊3　外務省国際保健政策室（2020年9月）ACT(Access to COVID-19 Tools)アクセラレータファシリテーション・カウンシル第一回会合。
＊4　外務省（2020年6月5日）グローバル・ワクチン・サミット2020(Gaviワクチンアライアンス第3次増資会合)の開催。https://www.mofa.go.jp/mofaj/ic/ghp/page4_005161.html
＊5　Seth Berkley. (3 September 2020) COVAX explained. https://www.gavi.org/vaccineswork/covax-explained
＊6　WHO. (18 December 2020) COVAX Announces additional deals to access promising COVID-19 vaccine candidates; plans global rollout starting Q1 2021. https://www.who.int/news/item/18-12-2020-covax-announces-additional-deals-to-access-promising-covid-19-vaccine-candidates-plans-global-rollout-starting-q1-2021

第六章
＊1　Florence Tanguay. (12 November 2019) Global Public Health Intelligence Network. Public Health Agency of Canada. https://www.who.int/docs/default-source/eios-gtm-2019-presentations/tanguay-phac---eios-gtm-2019.pdf
＊2　Jennifer Bouey. (2020) From SARS to 2019-Coronavirus (nCoV), U.S.-China Collaborations on Pandemic Response,

Addendum. RAND Corporation.
＊3　Wellcome Trust (31 January 2020) Sharing research data and findings relevant to the novel coronavirus (COVID-19) outbreak. https://wellcome.org/coronavirus-covid-19/open-data
＊4　The Official PLOS Blog (10 February 2016) Statement on Data Sharing in Public Health Emergencies. https://theplosblog.plos.org/2016/02/statement-on-data-sharing-in-public-health-emergencies/
＊5　WHO. (September 2015) Developing global norms for sharing data and results during public health emergencies. https://www.who.int/medicines/ebola-treatment/blueprint_phe_data-share-results/en/ [Accessed 22 February 2020].
＊6　International Committee of Medical Journal Editors. (n.d.) Publishing and Editorial Issues Related to Publication in Medical Journals. http://www.icmje.org/recommendations/browse/publishing-and-editorial-issues/overlapping-publications.html
＊7　Christopher Dye et al. (March 2016) Data sharing in public health emergencies: a call to researchers, Bulletin of WHO, vol.94, p.158.
＊8　WHO. (20 November 2020) Therapeutics and COVID-19, Living Guideline, second version. https://apps.who.int/iris/bitstream/handle/10665/336729/WHO-2019-nCov-remdesivir-2020.1-eng.pdf
＊9　WHO. (31 March 2021) Therapeutics and COVID-19. Living Guideline, fourth version. https://apps.who.int/iris/bitstream/handle/10665/340374/WHO-2019-nCoV-therapeutics-2021.1-eng.pdf

第七章

＊1　Michael L. Hoffman.（10 July 1955）That Remote Continent Called Geneva. *The New York Times.*

＊2　Isabelle Vichniac.（25 February 1984）Une communauté qui demeure en marge. *Le Monde.*

＊3　Bibliothèque municipales de la Ville de Genève.（2014）Archives Interroge - Question / réponse. http://institutions.ville-geneve.ch/fr/bm/interroge/archives-questions-reponses/detail/question/il-y-a-cinq-continents-et-puis-il-y-a-geneve-dans-quel-contexte-talleyrand-a-t-il-prononc/

＊4　Alain-Jacques Czouz-Tornare.（n.d.）《Il y a cinq continents : l'Europe, l'Asie, l'Afrique, l'Amérique et… la Suisse !》: Talleyrand et la Confédération helvétique de 1797 à 1815. http://www.talleyrand.org/politique/Talleyrand_suisse.pdf［リンク切れ］

＊5　WHO.（n.d.）Global Health Histories, Origin and development of health cooperation. https://www.who.int/global_health_histories/background/en/［Accessed 20 March 2020］.

＊6　Norman Howard-Jones.（1975）The scientific background of the International Sanitary Conferences, 1851-1938. https://apps.who.int/iris/bitstream/handle/10665/62873/14549_eng.pdf

＊7　読売新聞（1920年2月24日）朝刊2頁、（1920年8月7日）朝刊2頁、（1920年10月9日）朝刊3頁。

＊8　League of Nations.（1933-1946）Records of League of Nations: Health Section Files. Archives of the League of Nations, Health Section Files, ARC003.

＊9　WHO.（1958）The First ten years of the World Health

Organization. https://apps.who.int/iris/handle/10665/37089
＊10　WHO.（1983）International Health Regulations（1969）, 3rd annotated edition.
＊11　Forty-Eighth World Health Assembly.（12 May 1995）Revision and updating of the International Health Regulations.
＊12　WHO.（1995）Forty-Eighth World Health Assembly, Geneva, 1-12 May 1995: Resolutions and decisions, annexes.
＊13　WHO.（2001）Global health security: epidemic alert and response.
＊14　WHO.（2017）The International Health Regulations（IHR）–10 years of global public health security, Part 1: Habemus "IHR": a short history of the Regulations and their renewal. *Weekly Epidemiological Record,* vol. 92, pp.321-323. https://apps.who.int/iris/handle/10665/255669
＊15　Lawrence O. Gostin & Rebecca Katz.（2016）The International Health Regulations: The Governing Framework for Global Health Security. *The Milbank Quarterly* vol.94, p.275.

第八章

＊1　WHO.（6 March 2019）Transforming for impact. https://www.who.int/director-general/speeches/detail/transforming-for-impact
＊2　Imogen Foulkes.（4 March 2020）Tedros Adhanom Ghebreyesus: The Ethiopian at the heart of the coronavirus fight. *BBC News.* https://www.bbc.com/news/world-africa-51720184 [Accessed 4 March 2020].
＊3　BBC News.（19 November 2020）WHO boss Dr Tedros denies supporting Tigray leaders. https://www.bbc.com/

news/world-africa-55001328
＊4　Tedros Adhanom Ghebreyesus. (20 November 2020) https://twitter.com/DrTedros/status/1329495772128227334
＊5　WHO. (16 March 2020) WHO Director-General's opening remarks at the media briefing on COVID-19. https://www.who.int/director-general/speeches/detail/who-director-general-s-opening-remarks-at-the-media-briefing-on-covid-19---16-march-2020
＊6　WHO. (22 January 2018) WHO Director-General addresses the Executive Board. https://www.who.int/director-general/speeches/detail/who-director-general-addresses-the-executive-board-2018
＊7　William Burns. (October 2006) Openness is key in fight against disease outbreaks. Bulletin of WHO, vol.84, pp.769-770.
＊8　WHO. (5 January 2021) WHO Director-General's opening remarks at the media briefing on COVID-19. https://www.who.int/director-general/speeches/detail/opening-remarks-for-the-media-briefing-on-covid-19-5-january-2021

終章

＊1　United Nations, Department of Economic and Social Affairs, Population Division. (2019) World Population Prospects 2019.
＊2　Elizabeth Arias et al. (July 2021) Provisional life expectancy estimates for 2020. *Vital Statistics Rapid Release* no. 15. National Center for Health Statistics. https://www.cdc.gov/nchs/data/vsrr/vsrr015-508.pdf
＊3　Peter Hanlon et al. (2020) COVID-19—exploring the implications of long-term condition type and extent of

multimorbidity on years of life lost: a modelling study. *Wellcome Open Research.* https://wellcomeopenresearch.org/articles/5-75

笹沢教一（ささざわ きょういち）

一九六五年生まれ。読売新聞東京本社調査研究本部主任研究員。科学部、ワシントン特派員、ジュネーブ支局長、編集委員を経て現職。英レスター大学大学院修了（M.A. with Merit）。米カリフォルニア大学バークレー校大学院講師などを務めた。著書に『ニッポンの恐竜』（集英社新書）など。

コロナとWHO 感染症対策《かんせんしょうたいさく》の「司令塔《しれいとう》」は機能《きのう》したか

集英社新書一〇九二I

二〇二一年一一月二二日　第一刷発行

著者……笹沢教一《ささざわきょういち》

発行者……樋口尚也

発行所……株式会社集英社

東京都千代田区一ツ橋二-五-一〇　郵便番号一〇一-八〇五〇

電話　〇三-三二三〇-六三九一（編集部）

〇三-三二三〇-六〇八〇（読者係）

〇三-三二三〇-六三九三（販売部）書店専用

装幀……原 研哉

印刷所……大日本印刷株式会社　凸版印刷株式会社

製本所……加藤製本株式会社

定価はカバーに表示してあります。

ISBN 978-4-08-721192-4 C0231

Printed in Japan

a pilot of wisdom

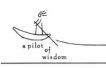